건강 리셋

건강
리셋

김태광(김도사) 기획

주이슬, 황서희, 서윤겸, 양예원, 헨릭 김,
김진주, 장이지, 황근화, 장주완, 김결이,
이현정, 금선미, 소보성 지음

두드림미디어

·프·롤·로·그·

아프지 않고 노화를 늦추는 최고의 습관

사전적으로 건강(健康)은 '신체적, 정신적으로 아무 탈이 없고 튼튼한 상태를 말한다'라고 정의하고 있다(나무위키, https://namu.wiki). 이 건강 문제는 예전에도 지금도 앞으로도 고심하며 연구할 분야라고 믿어 의심치 않는다.

코로나19 발생 이후 건강에 대한 공포와 스트레스가 가중된 듯하다. 돌이켜 보면 백신이 개발되고 대처 방법도 알게 되면서 사람들은 어느 정도 초기 공포에서 벗어난 듯했다. 하지만 여전히 마음의 안정을 찾지 못하고 있는 사람들도 많다. 오히려 지금 자기 건강에 대한 염려와 준비를 더 많이 하는 듯하다. 평소 비타민도 잘 챙겨 먹지 않던 나 같은 사람도 건강에 신경 쓰고, 외부 바이러스에 대한 내 몸의 저항력을 높여야겠다고 인식하게 되었으니까. 결국 변화하는 환경에 내 몸과 마음을 적응시켜야겠다는 생각이 굳건해진 것 아닐까.

어떤 병이라도 원인을 알면 예방과 치료가 수월해진다. 그런 것처럼 평소 내 몸의 저항력을 높인다면 어떨까? 다양한 환경변화에도 내 몸이 균형을 잘 잡도록 한다면 어떨까? 그러면 많은 신체적 스트레스 증상과 그 고통으로부터 벗어날 수 있을 터다. 또한 생활 습관상 지니는 다양한 질병들을 미리 예방할 수 있지 않을까.

이러할 때 독일 피엠 주스를 마시는 것은 건강을 리셋하는 하나의 방법이라 할 수 있겠다. 그 이유는 다양한 영양소를 챙기려면 많은 준비시간 및 조리 시간이 든다. 간단하게 마시는 것으로 그 시간을 단축할 수 있다면 생활 리듬에 센세이션을 일으킬 수 있을 테니까. 우리가 '먹고 마시는 데 너무 많은 시간을 소비하는 게 아닌가?'라는 의구심을 갖게 하는 순간이다.

이 책은 다양한 분야에 종사하는 작가들이 건강을 리셋한 저마다의 체험담을 각자의 생각과 느낌으로 쓴 글들을 엮은 것이다. 피엠 주스를 어떻게 접하게 되었는지, 평소 건강에 대한 본인의 생각과 관리 방법은 어땠는지 등 읽다 보면 독자들도 많이 공감할 수 있는 내용이 담겨 있다. 건강하게 사는 방법과 그에 해당하는 음식을 소개하는 책은 참 많다. 하지만 꾸준히 쉽게 실천하는 방법을 아직 찾지 못한 분들도 있으리라. 그렇다면 한 번쯤 이 책을 읽으면서 자신의 건강에 대해 생각해볼 일이다.

작가들이 어떻게 건강을 리셋하게 되었고 어떻게 유지하고 있으며 어떤 효과나 성과들이 있었는지 경험담을 들려주는 이 책은 백세시대의 건강에 대해 이해하고, 신체적 불편감에서 벗어나는 방법도 구체적으로 제시한다.

　부디 이 책을 통해 정신적, 신체적 고통의 굴레에서 벗어나길 바란다. 그래서 마음껏 자기답고 신나게 삶을 사는 데 도움을 받았으면 싶다. 백세시대를 살아가는 모든 이들에게 건강을 잘 지켜나가라는 격려의 말을 이 책에 담아 보낸다.

대표 저자 **금선미**

차례

주이슬

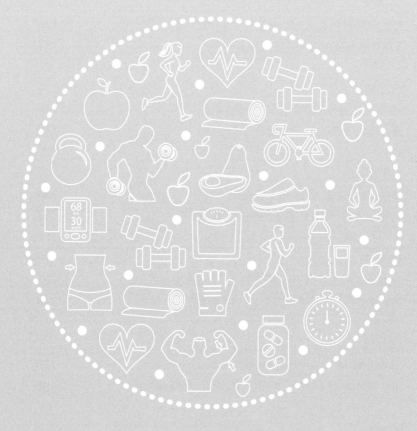

**건강
리셋**

몸에 '이것'이 부족하면
저항력이 떨어지고 만성피로가 생긴다

우리는 건강을 잃기 전까진 건강의 소중함을 잘 모른다. 그러다가 건강을 잃고 나서야 큰 깨달음을 얻는다. 나는 20대 초반에 크게 아팠다. 대학교 3학년 여름 방학 때 왕복 5시간이 걸리는 회사에 출퇴근하며 무급 인턴직으로 일했다. 당시 나는 경험이 자산이라고 생각했다. 몸은 조금 힘들어도 젊으니까 괜찮으리라 생각하며.

그러던 어느 날 아침 한쪽 다리가 코끼리처럼 부어 있는 것을 발견했다. 회사에 말씀드리고 병원에 가니 이유를 알 수 없다고 했다. 항생제 처방만 받았을 뿐이었다. 이후 내 몸은 급격하게 안 좋아졌다.

아침에 눈을 뜨면 머리부터 발끝까지 찢어지는 듯한 고통과 두통이 밀려왔다. 너무 아픈데 몸을 움직일 수 없어 비명조차 지르지 못했다. 눈물을 흘리며 내가 왜 이렇게 아파야 하는지 억울해했다.

나는 대학병원을 순례하며 병명을 찾으려 애썼다. MRI, CT, 피검사

등 여러 검사를 했지만 병명을 알 수는 없었다. 발바닥의 힘줄마다 동그란 염증이 생겨 걷는 게 너무나 고통스러웠다. 온몸의 관절이 망가져 손가락을 굽히거나 무릎을 굽히는 것도 힘들었다. 계단을 내려갈 때면 옆으로 천천히 비껴 내려갔다. 힘주어 머리를 감을 수 없어 한동안은 엄마가 내 머리를 감겨 주었다.

한번 제대로 아파보니 아픈 것만큼 서러운 게 없었다. 건강해야 하고 싶은 일을 하든 꿈을 꾸든 할 수 있다는 깨달음이 왔다. 1년 반 동안 병원에서 주는 항생제를 지겹도록 먹었다. 약을 먹으며 증세는 많이 나아졌지만 만성적인 피로가 항상 나를 괴롭혔다.

그러다 문득 건강한 삶을 되찾아야겠다고 마음먹게 되었다. 약에 더는 의존하면 안 되겠다고 생각했다. 나는 내 환경을 더는 약을 먹지 못하도록 만들어버려야겠다고 생각했다. 내 인생에 도전하기 시작한 것이다.

나는 미국 인턴십에 지원해 합격했다. 그러곤 한 달 만에 준비해 빠르게 미국으로 떠났다. 그 이후 나는 더는 약을 먹지 않고 주어진 환경 속에서 건강한 삶을 살기 위해 노력했다.

미국에 도착하자마자 당장 먹고살아야 했던 나는 빵집에 아르바이트하러 다녔다. 새로운 문화와 새로운 환경에 정신없이 적응해야 했다. 나는 내가 아픈 사람이라는 사실조차 잊어버렸다. 나는 하루하루 바쁘게 돌아가는 상황과 병원을 가기가 쉽지 않은 환경 속에 있었다. 그 덕분에 매일매일 시간을 내어 조깅할 수 있었지만 말이다.

미국은 밤이 되면 하늘에 쏟아질 듯이 별이 총총했다. 대자연을 누리는 나라였다. 들이마시는 공기가 달라서인지 내 몸은 빠르게 회복되었다.

1년 반이 지나 나는 한국으로 돌아왔고 직장인이 되었다. 졸업 전에 새마을금고에 취업하게 된 것이다. 첫 직장이었던 만큼 회사에 대한 나의 애정은 깊었다. 나는 온 마음과 온 힘을 다해 일했다. 아침 7시 반까지 출근해 밤 11시, 12시가 되어야 집에 돌아갈 수 있었다. 고객들을 쉼 없이 응대해야 했고 돈과 관련된 일이다 보니 항상 긴장 상태로 대기해야 했다. 화장실을 가기도 눈치가 보이는 직업인지라 물을 최대한 마시지 않는 습관이 생겼다. 그러자 내 몸이 또다시 이상 신호를 보내오기 시작했다. 온몸에 또 염증들이 생기기 시작한 것이다.

나는 아무리 바빠도 꾸준히 운동하려고 노력해왔다. 어려서부터 몸 움직이는 걸 좋아한 탓도 있다. 그렇게 건강을 위해 운동도 하고 밥도 잘 먹는데 왜 항상 몸이 아픈지, 매일 아침 일어나기 힘든 피로가 나를 괴롭히는지 나는 이해할 수 없었다. 바쁜 직장생활을 하다 보니 아침은 거르게 되었다. 점심도 직업상 교대로 먹는 만큼 빠르게 처리(?)하거나 거를 때가 많았다. 그렇게 불규칙하게 생활하다 보니 몸은 더 안좋아졌다. 그렇다고 염증이 생길 때마다 병원을 갈 수도 없었다. 염증은 만성으로 진행되기 일쑤였다.

나의 첫 직장은 직원들이 휴가를 쓰는 것을 극도로 싫어하는 분위기였다. 1년에 딱 3일 여름휴가를 낼 수 있었는데 그마저도 쓰지 못하는 직원들이 많았다. 한번은 너무 심하게 장염에 걸렸는데도 업무를 보다가 큰일 낼 뻔한 적이 있었다. 계속 화장실을 왔다 갔다 할 수 없어 점심시간에 급하게 병원에 가 타 온 약만으로 버텼다. 그렇게 힘든 하루를 보내고 집에 와서 쓰러져 잠들었다. 나는 내 몸이 점점 망가져 가고 있는 것을 느꼈다.

나는 몸이 힘들 때면 종종 한약을 지어 먹거나 홍삼을 먹었다. 기력이 정말 달릴 때 이는 효과가 있었다. 그리고 산삼을 먹을 때도 있었다. 그렇게 먹는 것을 통해 영양소를 섭취하는 것도 몸을 추스르는 한 방법이리라 믿으며.

영양소 섭취의 중요성을 알게 된 것은 독일 피엠사 제품을 먹고 나서부터다. 내 건강은 오로지 나만 챙길 수 있다는 걸 깨달은 나는 이 제품을 알고 나서 영양학 관련 공부를 했다. 책과 영상을 통해 제품의 효과를 접하며 정말 대단하다고 생각했다.

우리 몸의 세포는 11개월을 주기로 모두 바뀐다. 그런데 내가 제대로 된 음식을 먹지 않는 경우, 우리 몸의 세포들 또한 제대로 재생하지 못하게 된다. 독일 피엠사는 세포 재생을 돕는 건강기능식품을 만들기 위해 300명의 연구진이 노력에 노력을 거듭해 NTC 공법을 발명해냈다. 수용성 영양소뿐만 아니라 물에 녹지 않는 지용성 영양소도 수용성화해 최상의 흡수율을 끌어내게 된 것이다.

일하면서 가장 나를 괴롭혔던 것은 만성피로였다. 몸이 무겁고 힘들 때마다 관절이 또다시 아파 왔다. 한창 아팠던 시기가 계속 떠오르며 다시 몸이 아플까 봐 걱정도 되었었다. 그랬던 내가 처음 독일 피엠사의 제품을 먹고 한 달 정도 지났을 때, 아침에 개운하게 눈을 뜨게 되었다. 이렇게 몸이 변하니 더욱 궁금했다. 어떻게 이런 효과가 나는 것인지 더 알고 싶어졌다. 그래서 독일 피엠사 제품 하나하나의 성분을 살펴봤다. 기본 3종의 영양소들을 훑어본 나는 "유레카!"를 외칠 수밖에 없었다.

나는 그동안 영양제 유목민이었다. 약국에서 좋다고 하는 비타민들은 5만 원이든, 8만 원이든 돈을 아끼지 않고 샀다. 몸이 건강하기만 하면 좋겠다는 생각뿐이었다. 프로폴리스, 칼슘, 비타민D, 비타민C, 유산균 등 챙겨 먹는 영양제도 많았다.

어떤 영양제든 몸의 반응이나 몸에 좋다는 생각을 하면서 먹은 건 아니었다. 안 먹는 것보단 낫겠다는 생각에 챙겨 먹었을 뿐이다. 그런데 독일 피엠사의 파워칵테일은 영양소만 훑어봐도 입이 딱 벌어졌다.

파워칵테일 안에 하루에 필요한 영양소가 모두 들어 있는 것이었다. 유산균과 유산균 먹이, 비타민, 식이섬유, 소화효소까지 들어 있었다. 나는 이 영양소들의 효과를 직접 몸으로 체험했다. 매일 밥을 먹고 나면 나는 빵을 먹거나 과일들을 찾았었다. 식탐이 강해서 밥을 먹고 속이 더부룩한데도 계속 먹을 것을 찾았었다. 내 몸에 영양소가 부족하다 보니 뇌에서 자꾸 음식을 섭취하라 신호를 보냈기 때문이다. 그런데 파워칵테일을 먹은 이후 식탐이 줄어들었다. 과자를 먹어도 맛있다는 생각이 들지 않았다.

나는 과감히 한 달 동안 하루 한 끼 식사를 시작했다. 일어나자마자 파워칵테일과 혈관에 관여하는 액티바이즈를 마셨다. 그것으로 한 끼를 대체했다. 그리고 업무를 마친 후 저녁에는 몸속 찌꺼기나 독소를 몸 밖으로 내보내는 효과가 있는 리스토레이트를 마셨다. 하루 한 끼만 먹고도 살 수 있느냐고 내게 묻는 사람들이 많다. 그런데 내가 실천해보니 몸은 가볍고 두뇌는 빠르게 돌아갔다. 배고프다는 생각보다는 오히려 속이 편안했다.

건강을 위해 우리가 꼭 신경 써줘야 하는 게 소화기관이다. 우리의 위와 장은 쉴 새가 없다. 끊임없이 음식을 섭취하기 때문이다. 과식하거나 음식물을 계속 위에 넣으면 소화기관에서 사용해야 할 에너지가 많아진다. 그러다 보니 나처럼 소화기관이 약한 사람들은 에너지가 부족해 만성피로에 시달리기도 한다. 이러한 사실을 모른 채 지금까지 나는 몸이 항상 피곤하기만 이유를 다른 곳에서 찾곤 했다. 그 이유를 제대로 알게 된 지금은 매일매일 새로 태어나는 기분이다.

사람은 정말 건강한 만큼 성공하게 마련이다. 체력이 좋을수록 하고 싶은 일들을 열정적으로 할 수 있으니까. 지금까지 많은 영양제를 먹고 운동도 했지만 지금의 내 몸 상태가 최상이라 말할 수 있다. 몸에 제대로 된 영양소들을 채워 주어야 모든 건강 문제가 해결된다는 것을 알게 된 덕분이다.

내 주변에는 밤에도 잠을 못 이루는 사람들이 많다. 밤에 잠이 안와서 누워 몸만 쉬어준다고 한다. 그런데 독일 피엠사의 리스토레이트를 먹고 나선 잠을 잘 수 있었다고 한다. 그래서 왜 그런지 알아봤다.

리스토레이트에는 크롬이라는 성분이 들어 있다. 우리가 잠을 푹자려면 멜라토닌이 잘 분비되어야 한다. 그런데 멜라토닌은 세로토닌이 잘 분비되는 밤에 생성된다고 한다. 행복 호르몬이라고 불리는 세로토닌은 무려 70~80%가 장에서 분비된다고 하고. 그런데 장 속에 크롬이 부족하거나 독소가 가득 차 있으면 호르몬 분비가 제대로 되지 않는다. 그러니 밤에 잠을 제대로 자지 못하는 것이다.

리스토레이트는 복원시킨다는 뜻이다. 우리 몸을 회복 재생시킨다는 의미가 있다. 밤에 잘 때면 우리 몸은 회복을 꾀한다. 리스토레이트를 먹으면 잠이 솔솔 온다. 그렇게 내 몸이 재생할 시간을 줘야 한다고 신호를 보내온다. 또한 미네랄을 공급해줘 우리 몸을 활성산소와 유해물질로부터 보호해준다.

이러한 미네랄을 우리 몸이 흡수하기 힘든 이유는 지용성이기 때문이다. 그런데 독일 피엠사가 이러한 지용성 영양소들을 우리 몸에 흡수시키는 혁신적인 기술을 발명한 것이다. 우리가 음식물을 먹으면 우리 입은 저작 운동을 통해 이를 잘게 분쇄한다. 그리고 이것은 위와 장의 활동을 거치며 더 작게 분쇄된다. 생각해 보면 정말 우리의 장기들은 부지런하다.

그런데도 몸이 쇠약해질수록 음식물은 제대로 우리 몸에 흡수되지 못한다. 우리 몸은 80%가 물로 이루어져 있다. 그러니 음식물의 영양소를 물의 형태로 흡수하는 게 가장 빠르게 효과를 보는 길일 테다. 독일 피엠사는 가루를 물입자보다 작게 나노화해 흡수시키는 기술을 확보하고 있다.

우리가 사는 21세기의 지구는 오염되었다. 대기가 오염되었고 토양은 산화되었다. 이렇게 산화된 땅에서 난 채소와 과일들은 예전의 영양분을 가지고 있지 못하다. 실제로 토마토에 포함된 철분은 40년 전에 비하면 30분의 1로 줄어들었다. 우리가 먹고 있는 음식들이 우리에게 필요한 영양소를 충분히 제공해주지 못하고 있는 셈이다.

사실 현대인들은 대부분 영양결핍에 걸려 있다. 본인만 모르고 있을 뿐이다. 이렇게 먹을 것이 넘쳐나는 시대에 영양결핍이라니 참 아이러니하지 않은가. 우리의 주변을 둘러보면 병원들이 넘쳐난다. 그만큼 병에 걸려 병원을 찾는 사람들이 늘고 있음을 방증하는 게 아닐까.

건강하게 행복한 삶을 살기 위해서는 내 몸에 관심을 기울여야 한다. 나처럼 아프고 난 후 크게 깨닫는 사람도 있고 영양소 섭취의 중요성을 알고 미리 잘 챙기는 사람들도 있을 것이다. 이왕이면 아프기 전에 미리미리 몸을 챙겨서 행복한 삶을 누려야 하지 않을까. 그러면 피로와는 거리가 먼 활기찬 생활이 가능해진다.

세상에 바이러스들은 항상 존재한다. 하지만 내 몸이 그것들에 저항하는 힘이 강하다면 문제 될 것이 없다. 건강하고 행복한 삶은 내가 아는 만큼 누릴 수 있다.

아버지 당뇨와 고혈압 정상 수치 소식에 "너무 행복합니다!"

나의 아버지는 올해 환갑이시다. 30년 동안 단 하루도 쉬지 않고 생산직에서 일하셨다. 노동이 고되서일까. 아버지는 매일 한 갑씩 담배를 피우셨다. 술도 한번 먹기 시작하면 끝장을 보셨다. 그래서인지 50대가 지난 이후 고혈압과 고지혈증약을 빼놓지 않고 드셔야 했다.

생산직 일은 한 주는 야간에, 한 주는 주간에 근무해야 한다. 그래서 내가 어렸을 적 아버지가 낮에 주무셔야 할 때면 항상 조용히 해야 했다. 한 주씩 바뀌는 생활의 패턴은 몸에 피로를 누적시켰을 것이다.

하지만 아버지는 일하러 가는 게 가장 좋다고 하셨다. 내가 직접 사회에 나가 일하기 전까지는 그 말이 사실인 줄 알았다. 술을 드시고 오신 날은 항상 내가 너희들과 엄마를 끝까지 책임져야 한다는 말을 하시고 주무셨다.

내 기억 속 아버지는 항상 젊은 모습이다. 매일 한 시간씩 운동하고 주말에는 축구를 하셨다. 축구장에서 본 아버지는 선두에서 자주 골을 넣는 멋진 모습이셨다. 그랬던 나의 아버지가 결혼 이후 오랜만에 친정에 가면 약을 달고 사는 모습을 보이셨다.

알 수 없는 약들이 식탁을 차지하고 있다. 어떤 약을 드시는지 물으니 2022년부터 당뇨 확진을 받아 꾸준히 먹고 있다고 하신다. 문득 본 아버지의 손이 너무 부어 있어 놀랐다.

우리 가족 모두는 건강에 커다란 관심이 있다. 어려서부터 종합비타민부터 각종 즙을 매일 먹었다. 건강기능식품을 챙겨 먹고 주말이면 함께 자전거 라이딩을 하는 등 꾸준히 운동해왔다.

남동생은 운동을 좋아하다 퍼스널 트레이너가 되었다. 그러다 보니 나는 막연히 우리 부모님도 건강할 것이라고 생각했다. 하지만 각종 성인병을 앓고 계시는 모습을 보고 무언가 잘못되었음을 느꼈다.

보통 사람들은 운동하면 건강해진다고 여긴다. 그러니 나도 우리 가족이 항상 건강하리라 생각했다. 그러다 따르고 있는 식단을 살펴보면서 음식이 정말 중요하다는 것을 깨닫게 되었다.

가족들은 밥을 먹고 나면 항상 바로 과일을 먹었다. 과일을 워낙 좋아해 1인 1 과일을 마다하지 않았다. 고모가 과수원을 하셔서 자주 보내주시기도 했다. 과일을 먹고 나면 빵이나 떡도 자주 먹었다.

식사 외에도 간식을 계속 먹는 습관이 있었다. 성인병 때문에 약을 드시면서도 부모님은 간식을 잘 끊지 못하셨다. 너무 자주 떡을 드시는 엄마에게 나는 떡이 당뇨에 안 좋으니 안 먹는 게 좋겠다고 말씀드렸다. 그랬더니 한번은 내가 보고 있지 않은 순간에 몰래 떡을 집어 드시다 목에 걸릴 뻔한 적도 있었다. 그 모습을 보고 의지로 먹는 것을 조절하는 건 정말 힘들다는 생각이 들었다.

2022년 12월에 건강 관련 책을 쓰시던 작가님을 통해 독일 피엠사를 알게 되었다. 젊었을 때부터 몸이 아팠던 그 작가님은 자연식을 통해 건강이 호전된 분이었다. 내 부모님과 나이도 비슷했다. 그런데 예전에 아팠다고 하는 그분이 지금은 날씬하고 에너지가 넘쳤다. 그 모습을 보며 우리 부모님도 자연식을 하면 병이 나으실까 생각했다. 하지만 모든 음식 재료를 밭에서 키워 먹는다는 게 쉬워 보이지는 않았다.

그분은 밭에서 농작물을 직접 키워 먹지 않아도 자연 유래 식품을 주스로 먹을 수 있게 만든 제품이 있다고 소개해주었다. 피엠 주스는 가루로서 1봉씩 포장된 제품이었다. 처음 봤을 때 가루 형태이니 물에 타 먹으면 정말 편하겠다는 생각이 들었다. 안 그래도 며칠 전 다른 작가님이 자기 아들이 이 주스를 먹고 건강이 많이 좋아졌다고 한 참이었다. 난 피엠 주스에 대해 제대로 알아보기로 했다.

독일 피엠사의 홈페이지에 들어가 제품을 만들게 된 계기와 설명을 읽어 보고 정말 놀랐다. 내가 몸이 아프면서 느꼈던 것을 이미 이 회사는 알고 있었다. 회사는 세포 재생을 위해 300명의 연구진이 발명한 영양소전달 콘셉트(NTC 공법)라는 영양소가 세포에 전달되는 시스템을 만들었다고 했다.

나는 세포 재생이 얼마나 중요한지 알고 있었다. 몸 세포들에 병균

이 침투하면 면역계가 이상 반응을 일으킨다. 면역 세포가 과도하게 증식되면 알 수 없는 극도의 통증이 찾아온다는 것을 나는 이미 경험했었다.

세포를 재생하려면 우리 몸에 꼭 필요한 영양소를 지구상에 존재하는 자연 식품들을 통해 제공받아야 한다. 그런데 우리의 지구는 현재 너무나 오염되었다.

대기오염이 심한 날은 숨을 들이마실 때마다 계속 기침이 난다. 미세먼지 농도가 심한 날은 정말이지 바로 호흡기가 타격을 받는다. 이렇게 우리는 환경으로부터 지대한 영향을 받고 있다.

그렇다면 농작물은 어떨까. 예전에 먹었던 신선한 식품들이 지금은 그 맛을 느끼기가 어려워졌다. 깨를 먹어도 예전처럼 고소한 맛을 느끼기가 힘들다. 토양의 산성화로 인해 농작물에서 얻을 수 있는 영양소 또한 줄어들었다.

현대인들은 먹거리가 풍부해졌다고 이구동성 말하지만 사실은 영양결핍에 걸려 있는 사람들이 많다. 그 예로 비만 인구가 증가하는 것을 보면 알 수 있다. 몸에 지방이 쌓이는 이유는 우리가 제대로 된 영양소를 섭취해주지 않기 때문이다. 지금과 같은 시대에 영양소를 균형 있게 챙겨 먹는다는 게 쉽지 않은 일이기도 하다.

바쁘게 일터로 향해야 하는 직장인들과 육아의 짐을 떠맡은 주부들도 마찬가지다. 탄수화물, 지방, 단백질, 무기질, 비타민, 식이섬유, 효소 등 하루에 섭취해야 하는 영양소를 알맞게 챙겨 먹는 사람들이 얼마나 될까. 심지어 식단에 맞춰 조리하는 음식들도 단가를 맞추느라

질을 챙기지 못하는 경우가 대부분이다.

나는 피엠 주스를 마시고 몸이 반응하는 것을 느꼈다. 공복에 파워 칵테일을 먹었을 때 위염이 있었던 탓에 처음에는 울렁거렸다. 식사 후에는 괜찮아서 적응할 때까지는 공복에 먹지 않았다. 지금은 일어나자마자 파워칵테일부터 찾는다. 이 주스를 먹으면 배도 부르고 에너지가 솟는다.

밤에 리스토레이트를 먹으면 가스가 나왔다. 어떤 음식을 먹든 소화가 되고 속이 편안했다. 일주일 정도 후에는 아침에 눈곱이 많이 꼈다. 간이 해독되는 과정이라 했다. 이후 폐가 좋지 않았던 적이 있던 나에게 기침이 찾아왔다. 그리고 나서 한 달 정도가 지나자 아침에 눈이 번쩍 뜨였다. 아침마다 눈뜨는 게 힘겨웠는데 몸에 에너지가 가득한 게 느껴졌다. 나는 이 제품을 부모님께 가져다드렸다.

올 1월 부모님을 모시고 환갑여행을 갔다. 우리는 7박 8일 동안 크루즈에서 먹고 자고 함께 생활했다. 결혼한 이후로 이렇게 오랫동안 부모님과 함께 있었던 적이 없었다.

내가 드린 피엠 주스를 잘 챙겨 드시는지 물어보니 아버지만 하루 한 포 정도 파워칵테일을 챙겨 드신다고 했다. 엄마는 먹자마자 화장실을 너무 가게 되어서 안 드시고 있다고 했다.

나는 왜 그런 증상이 나타나는지 설명해 드렸다. 그리고 함께 여행하는 7박 8일 동안 아침 점심 저녁에 먹어야 할 주스를 계속 챙겨 드렸다. 부모님은 몸이 달라지고 있음을 느낀다며 이제는 집에서도 꾸준히 섭취하고 계신다 했다.

그러곤 3개월이 지나 차를 타고 센터로 가던 중에 아버지에게서 전화가 왔다. 병원에 가서 검진을 받았는데 지병이 모두 사라졌다는 것이었다.

정말 소름이 돋았다. 그렇게 열심히 약을 먹고 운동하셨어도 지병을 끼고 사셔야 했는데, 피엠 주스를 먹은 지 몇 달 되지도 않아 이런 결과를 받아 드니 놀라울 뿐이었다. 어떻게 이런 결과가 나올 수 있었는지 책과 영상을 통해 당뇨에 대해 알아보고 나니 이해가 되었다.

《환자혁명》을 쓴 조한경 의사는 치료가 아닌 관리에 치중해 있는 현대 의학을 콕 집어 꼬집고 있었다. 그리고 영양소 섭취가 제대로 되지 않고서는 건강을 이야기할 수 없다고 했다. 다음은 책에 나오는 당뇨에 관한 이야기다.

"혈중에 과다한 포도당이 신장으로 몰려들면 신장의 재흡수 기능을 압도하게 된다. 재흡수되지 못한 포도당이 소변으로 빠져나가면서 중력에 의해 영양소들을 함께 끌고 나간다. 그 결과 당뇨 환자는 영양소 결핍이 심각한 경우가 많다. 그래서 당뇨병 환자는 엄청나게 많은 양의 영양분을 공급해서 채워 넣어야 할 필요가 있다. 하지만 심각한 이 영양결핍 문제를 병원에서는 아무도 신경 쓰지 않는다. 그저 혈당만 관리하는 게 전부다."

아버지의 당뇨가 나아질 수 있었던 건 영양소를 섭취했기 때문이다.

이처럼 우리 몸이 필요로 하는 영양소가 채워지면 가지고 있던 지병이 좋아지는 경우가 많다. 그런데도 병이 생기면 눈에 보이는 표면적인 관리만 하려고 하니 고질병으로 치부되는 것이다.

이날을 계기로 나는 〈건강혁명그룹 [환자혁명]_독일 피엠〉이라는 유튜브 채널을 시작했다. 나와 내 가족의 건강을 되찾아준 독일 피엠에 대해 알리고 싶었다. 영상을 제작하며 나 또한 더욱 건강기능식품과 내 몸에 대해 이해하게 되었다. 유튜브 채널을 통해 지금도 많은 분이 문의를 주신다. 궁금한 점이 있다면 휴대전화(010-9296-7232)로 문의하셔도 좋다.

신체를 자동차와 같다고 해보자. 좋은 기름을 넣어주고 깨끗하게 관리할수록 오랫동안 새것처럼 탈 수 있을 것이다. 내 몸에도 좋은 영양소를 채워 주고 나쁜 독소를 빼주는 일을 시작해야 하는 이유다.

우리가 행복을 느끼는 순간은 대부분 비슷하지 않을까. 나와 내 가족이 모두 건강하게 행복한 순간을 오래도록 함께하고 싶을 것이다. 나의 꿈과 목표를 이루는 데 있어 건강은 필수요소다. 그러므로 건강을 잃기 전에 관리하러 나서야 한다. 이미 몸이 신호를 보내고 있다면 이제부터는 내 건강에 세심한 관심을 기울여야 한다.

황서희

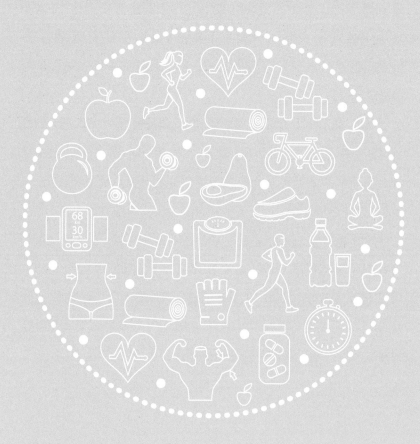

건강
리셋

피엠 주스를 만나기 전과
만난 후의 삶

　나는 학창시절부터 아침밥을 거른 적이 없다. 단순히 시리얼이나 빵 대신 먹는 아침밥이 아니었다. 김이 모락모락 피어오르는 엄마의 정성이 듬뿍 담긴 쌀밥 한 공기, 그리고 밤새 고요했던 공복감을 달래주는 따뜻한 국 한 그릇이 매일 아침 나를 기다리고 있었다.

　그러던 어느 날 엄마에게 투정을 부리다 잔뜩 혼나게 되었다. 나는 그다음 날 아침밥을 먹지 않고 학교에 가겠다고 선언해버렸다. 그때 엄마는 아주 단호하게 이렇게 말씀하셨다. "아침밥 먹지 않고 지금 나갈 거면 다신 들어올 생각 마라"라고.

　나는 너무나도 단호한 엄마의 말에 쭈뼛쭈뼛 엄마의 눈치를 살폈다. 결국 나는 엄마가 끓여주신 따뜻한 미역국을 먹고 등굣길에 나섰다. 내 기억 속엔 그날의 그 장면들이 아직도 또렷하게 남아 있다. 그 뒤로 내게 아침밥은 하루 일상을 시작하는 첫 단추였다.

엄마에게도 가족들의 식사를 챙기는 일은 하루를 여는 시작이었으리라. 그런 엄마의 영향이었을까? 나는 성인이 되어 직장에 다닐 때도 결혼한 후에도 아침밥을 거른 적이 없다. 그렇게 아침밥을 든든하게 챙겨 먹으면서 건강을 잘 보살피고 있다고 생각했다.

그러다 결혼 후 나는 이제 준비된 밥상이 아닌 다른 이에게 식사를 챙겨 줘야 하는 상황에 부닥치게 되었다. 신랑에게 든든한 아침 밥상을 차려주는 게 이제 내 몫이 된 것이다.

결혼 전 나는 제대로 된 요리 한번 해본 적이 없었다. 부모님이 집을 비우실 때 두 살 터울의 오빠에게 엄마가 미리 해놓은 음식을 차려주는 게 전부였다. 반면 요즘은 'OO 만드는 법'이라는 검색어를 인터넷에 치면 쉽게 레시피를 찾을 수 있는 세상이다. 그 덕분에 나는 신랑의 식사도 챙겨주고 요리실력도 키울 수 있었다.

요리라고는 해본 적이 없는데도 그럴싸하게 차려지는 음식들을 보면 나름 뿌듯한 마음도 들었다. 하지만 신랑은 원래 아침 식사를 하지 않는 사람이었다. 먹지 않던 한 끼를 더 먹기 때문이었을까? 결혼 이후 신랑의 체중은 금세 불어났고 탈이 나서 화장실을 자주 들락거리곤 했다. 매운 음식을 먹었을 때 유난히 그런 일이 잦았다.

내가 차린 음식의 신선도가 문제인 것인지, 내가 알지 못하는 신랑만의 알레르기 유발 음식이 따로 있는 것인지 도통 이유를 알 수 없었다. 그래서 밥 먹고 신랑이 화장실을 찾을 때면 괜스레 미안한 마음이 들기도 했다.

그렇게 화장실을 자주 들락거리는데도 신랑의 살이 빠지지는 않았다. 주변 사람들의 이야기를 들어보면 사람들 대부분이 결혼 후 살이 찐다고 했다. 그래서 나는 우리가 먹는 음식과는 별개로 신랑과 내가 결혼 후 체중이 늘어난 게 큰일이 아닌 양 치부했다. 보통 사람들처럼 일반적으로 겪는 결혼생활의 한 과정이려니 생각하면서.

나는 20대까지 40킬로그램 중반대의 몸무게를 유지했다. 하지만 어느 순간부터 체중이 50킬로그램을 훌쩍 넘어섰다. 불어난 체중계의 숫자를 볼 때마다 30대 중반을 지나던 이전 회사 동료의 말이 생각나곤 했다.

"이 나이가 되면 물만 마셔도 살이 쪄. 운동해야만 겨우 현상 유지가 될 정도야."

20대였던 그때 그 동료의 이야기를 들으며 나는 그녀와 다르리라 생각했다. 사회생활을 할 때나 밖에서 식사할 때도 밥 반 공기를 먹고 나면 나는 숟가락을 내려놓곤 했다. 가만히 앉아서만 일하는 사무직원이었던 나는 식사 후 속이 더부룩한 느낌을 떨쳐낼 수 없었기 때문이다. 그건 썩 유쾌하지 않은 경험이기도 했다.

그런 식습관 덕분에 그 당시 나는 40킬로그램 중반의 몸무게를 꾸준히 유지할 수 있었다. 그런데 30대 후반을 향해 가고 있는 지금의 나는 늘어난 옆구리 살을 주체하지 못하는 형편이다. 꼭 달라붙는 바지를 속상한 눈빛으로 바라보리라곤 예전엔 전혀 생각지도 못했다.

결혼과 동시에 회사를 그만두고 전업주부가 되면서 매일 먹는 내 밥의 양은 늘어나기만 했다. 식후 군것질거리도 습관처럼 찾았다. 신랑은 신랑대로 건강검진을 받을 때마다 내장 비만과 지방간을 지적받았다. 또한 과체중에서 비롯되는 관절염과 발목에 가해지는 무리를 조심하라는 주의사항을 듣곤 했다.

그때까지만 해도 나는 내가 먹고 있는 음식들에 대해 깊이 생각해 보지 못했다. 그러다 점점 밥순이가 되어가는 내 모습을 보게 되었다. 나는 용기 내어 건강 지식이 풍부한 친구에게 조언을 구했다.

그때 친구는 삼시 세끼 쌀밥을, 그것도 과하게 먹는 것과 항상 찾게 되는 달콤한 디저트가 문제인 것 같다고 말했다. 그러면서 이렇게 깨우쳐 주었다.

"서희야. 너, 탄수화물 중독 같은데?"

친구에게서 그 말을 듣는 순간 마치 내가 병이라도 걸린 것처럼 느껴졌다. 임신 중독, 알코올 중독 그리고 카페인 중독이라는 말은 들어봤다. 그런데 '탄수화물 중독'이라니? 우리가 익히 알고 있는 3대 영양소인 탄수화물에도 중독될 수 있다는 말인가?

나는 그 '탄수화물 중독'이란 의미를 더 자세히 알아봤다. 일반적으로 성인 기준 1일 탄수화물 적정 섭취량은 약 300~400그램 정도(필요 열량의 50~60%)다. 이보다 더 많은 양을 섭취한다면 일단 탄수화물 중독을 의심해볼 수 있다.

쌀과 밀가루, 과자 등과 같은 정제된 탄수화물은 빠르게 소화되어 체내 혈당을 급격히 상승시킨다. 그리고 이렇게 급격히 올라간 체내 혈당을 낮추기 위해 인슐린이 과다 분비된다. 결국 저혈당 상태에 빠진 몸은 체내 혈당을 올리기 위해 또다시 탄수화물 섭취를 욕구하게 된다. 이러한 악순환은 당뇨병, 비만, 동맥경화, 지방간 등의 합병증을 초래할 수 있다. 탄수화물 중독이 위험한 이유다.

한식을 좋아했던 나는 끼니마다 쌀밥을 빼놓지 않고 챙겨 먹었다. 심지어 한국 사람들이 좋아하는 고기를 먹을 때도 밥을 빼놓지 않았다. 그러면서도 그런 식습관이 어떤 건강상의 문제를 일으키리라고 생각해 본 적이 없었다. 한국 사람들에게 밥은 당연한 주식이니까. 나는 오히려 인스턴트나 밀가루 음식보다 쌀밥이 건강 식단에 든다고 착각하고 있었다.

한식 스타일의 밥상에서 밥 한 공기의 의미는 매우 크다. 우리는 누군가의 집에 초대받아 가면 그득하게 밥을 한 공기 담아 주어야 정이 넘친다고 여긴다.

우리 몸에 꼭 필요한 3대 영양소는 우리가 익히 들어왔던 것들이다. 바로 탄수화물, 지방, 단백질이다. 이 3대 영양소에 무기질과 비타민을 더해 5대 영양소로 분류한다. 과거 내게 익숙한 밥상의 주인공이었던 쌀밥은 이들 영양소 중 탄수화물의 비중이 큰 편이다. 쌀밥의 주 영양소가 탄수화물이라서 잘못되었다는 게 아니다. 문제는 바로 영양소 간의 비율이다. 각각의 영양소는 우리 몸에 일정 비율로 골고루 채워져야 한다. 무조건 많이 섭취한다고 좋은 게 아니다.

우리 몸에 흡수된 탄수화물은 포도당으로 분해되어 주로 우리 몸의 에너지로 쓰인다. 그래서 과거부터 어른들은 "사람은 '밥심'으로 산다" 라고 말했던 게 아닐까?

분명 일정량의 탄수화물은 포도당으로 전환된 후 에너지로 쓰인다. 그런데 나는 이전엔 그렇게 몸속에 남아도는 포도당이 내 몸과 신랑의 몸에 어떤 영향을 미치는지 미처 생각해 보지 못했다.

에너지로 쓰이고 남은 포도당은 우리 몸의 혈관 속을 떠다니게 된다. 그런데 이 포도당이 혈관에 남아 있으면 염증 등이 생겨 혈관 벽이 손상당하게 된다. 그리고 이를 방지하고자 인슐린이라는 호르몬이 일을 시작한다. 바로 혈관 속에 떠다니는 포도당을 지방세포나 간에 밀어 넣는 작업이다. 이렇게 우리 몸은 여기저기 쌓여 있는 포도당으로 인해 살찌게 되는 것이다.

이 시점에 나는 내가 차려준 신랑의 식단을 곰곰 따져보기 시작했다. 우리 부부 모두 한식을 좋아했다. 그래서 반찬 외에도 나는 항상 신랑에게 밥을 한 공기 가득 퍼줬다. 밥심이 있어야 밖에서도 열심히 일할 수 있다고 미련을 떤 셈이었다.

생각해보면 탄수화물에 치중된 식단은 불필요하게 많은 당을 만들어냈다. 결혼 후 신랑의 체중이 20킬로그램 이상 늘어난 이유를 나는 그제야 알아차렸다. 그렇다면 나의 경우는 또 어떠한가?

나는 20대 때부터 각설탕이 무려 7개가 들어가는 컵 커피를 매일 즐겨 마셨다. 건강에 관심이 많은 친구가 컵 커피에 함유된 설탕량을 말해줬음에도 나는 전혀 개의치 않았었다. 그냥 스트레스를 받는 대신

주는 대로 입이 원하는 것을 먹는 게 더 중요하다고 생각했었다. 그때만 해도 건강에 관심도 없는 데다 무지한 탓이었다. 안 그래도 탄수화물을 많이 섭취하는 내 몸속에 설탕을 들이붓고 있었던 셈이다.

그 후 나는 우리 부부의 식단이 너무 한 가지 영양소에 치중되어 있다는 것과 너무 많은 당분을 섭취하고 있다는 걸 깨닫게 된다. 나는 탄수화물 섭취를 자제해야 한다고 판단했다. 그때 마침 탄수화물 대신 지방을 에너지원으로 사용해 몸속의 지방을 모두 태우는 '키토 식단'에 대해 알게 되었다.

나는 지방을 많이 섭취하면 살이 찌는 것으로만 생각했었다. 그러나 '저탄고지'를 표방하는 키토 식단은 탄수화물을 적게 섭취하게 해 당분의 흡수를 줄여 주는 대신 좋은 지방을 섭취해 에너지원으로 사용하게 하는 식단이었다. 즉 탄수화물에 치중된 식단을 벗어나 더 균형 있게 영양소를 섭취하도록 해주는 식이요법이었다.

키토 식단을 실천해봐야겠다고 결정한 후, 나는 키토 식단을 다룬 여러 요리책과 인터넷 레시피를 참고하기 시작했다. 유명한 인터넷 커뮤니티의 조언에 따라 동물성 버터와 지방이 풍부한 삼겹살 위주의 식사부터 시작했다. 조금 더 시간이 여유로운 주말에는 간 돼지고기에 양념을 더한 미트볼을 만들어 냉동실에 쟁여놓기도 했다.

가끔 한식 아닌 메뉴가 먹고 싶을 때는 최대한 탄수화물 섭취를 자제하려고 채소 면을 직접 뽑아 요리했다. 또한 설탕이 들어가지 않은 소스를 직접 만들었고 돼지기름(라드)과 코코넛 오일, 아보카도 오일만으로 음식을 요리했다. 신랑이 좋아하는 탄산음료는 바로 끊었다. 마트에서 물건을 살 때도 영양성분표부터 살폈다. 설탕이 너무 과도하게 들어간 식품에는 눈길도 주지 않았다. 이런 수준이 되다 보니 이젠 더는 함부로 밖에서 음식을 사 먹을 수조차 없게 되었다.

정말 지방을 섭취하는 것만으로도 체중이 줄까 의구심이 들었지만 효과가 있었다. 약 3개월간 집중적으로 키토 식단을 실천하니 신랑의 경우 약 3~4킬로그램 정도를 감량할 수 있었다. 그러나 나는 특별히 체중이 감량되거나 하는 효과는 보지 못했다. 내가 키토 식단에 따르기 위해 들이는 시간과 노력에 비하면 그다지 만족스러운 결과는 아니었다.

무엇보다도 제한하는 음식의 종류가 많아질수록 즐거웠던 먹는 일이 스트레스로 느껴지기 시작했다. 또한 과연 키토 식단을 유지하는 게 체중 조절 외에도 정말 건강한 몸을 만드는 데 효과가 있을까 하는 의구심이 들었다. 단지 탄수화물을 제한하고 당분 섭취를 줄이는 것만으로는 무언가 부족하단 느낌이었다.

그렇게 건강과 식단에 관심을 가지면서 어떻게 하면 우리 가정의 건강을 지켜나갈 수 있을까 고민하기 시작했다. 그리고 뭔가가 내 요리 시간을 단축해주면 좋겠다고 생각했다. 정말 '캡슐 하나로 끼니를 대체할 수 있으면 좋겠다'라고 생각했던 어린 시절의 마음이 다시 아지랑이처럼 피어올랐다.

그러던 참에 나는 정말 획기적인 건강기능식품을 만나게 되었다. 주스로 먹는 형태인 이 식품은 내 고민을 충분히 해결해주었다. 나는 더는 음식의 성분과 요리 레시피를 챙기지 않아도 되었다. 식량을 냉동고에 쟁여놓는 고민도 하지 않게 되었다.

독일 피엠 주스, 제대로 알고 나면
안 먹을 수 없는 테일리 영양소

내가 지금껏 살아오면서 혹독하게 겪었던 질병이 딱 두 가지가 있다. 본래 튼튼한 체력은 아니지만 그래도 나름대로 자주 병치레하지는 않았었다.

그 두 가지 중 하나는 열한 살 때 걸렸던 독감이다. 아직도 잊을 수 없는 이유는 나로 인해 두 살 터울의 오빠마저 독감에 걸렸기 때문이다. 두 남매를 간호하시며 지친 표정을 짓던 엄마 얼굴이 떠오른다. 그때 난 난생처음으로 집에서 링거를 맞았다.

어렸을 때 몸을 다친 친구가 환자복을 입고 병원에 입원해 있는 모습을 본 적이 있다. 그때는 어린 마음에 그 친구가 부럽기도 했었다. 그러나 내가 링거까지 맞으며 심하게 아파보니 병원 근처에는 얼씬하고 싶지 않은 심정이었다.

다음 두 번째로 혹독하게 치렀던 병치레는 바로 코로나19였다. 코로나19로 인해 사회적 활동이 제한되던 때, 나는 특히나 사람들 만나는 걸 꺼렸다. 혹시 내가 집 가까이 사시는 부모님에게 바이러스나 옮기면 어쩌나 두려워서였다.

그렇게 조심했음에도 나는 은행에 다녀오던 날 바로 몸에 이상을 느꼈다. 컨디션이 좋지 않아 코로나19가 아닌가 의심하며 곧바로 병원으로 향했다. 나의 직감은 적중했다. 코로나19 양성반응이 나온 것이다. 난생처음 겪어보는 질병이었다. 나는 병원에서 처방해준 약을 받아 들고 집으로 왔다. 이젠 내 컨디션보다 가족들과 어떻게 격리 생활을 할지가 걱정거리였다.

첫날만 해도 그저 조금 더 심한 감기처럼 느껴졌다. 그러나 둘째 날 생애 처음으로 맛보는 지옥이 시작되었다. 마치 목구멍에 수없이 많은 바늘이 촘촘하고 **빽빽하게** 들어선 느낌이었다. 물은커녕 침조차 넘기기가 어려웠다.

엎친 데 덮친 격으로 침과 가래를 연신 뱉어내야 했다. 그리하는데도 숨이 턱턱 막혀 호흡하기조차 어려운 순간이 계속 찾아왔다. 전날 처방받아온 약으로는 도저히 당시의 고통을 덜어낼 수 없었다. 간신히 집 앞 병원에 전화를 걸었다. 말하려 했지만 목소리가 나오지 않았다. 내 곁에는 대신 말해줄 가족조차 없었다. 목이 쉬어 소리조차 나오지 않았다. 그래도 전화기에 대고 겨우겨우 말을 이어갔다. 병원에선 집 현관 앞까지 약을 퀵 서비스로 배달해주었다.

그렇게 제대로 끼니도 챙겨 먹지 못한 채 며칠간 코로나19로 고생

고생했다. 끝나지 않을 듯하던 그 지옥과 같은 고통이 시간이 지나며 조금씩 옅어졌다. 내 몸이 아프니 아무것도 할 수 없었다. 일은커녕 물조차 마실 수 없었던 그날 새벽, 나는 화장실 바닥에 주저앉아 하염없이 눈물을 흘렸다. 몸이 약해지니 마음과 정신마저 나약해진 것이었다. 그런 와중에도 나는 다짐했다. 코로나19가 완치되면 정말 내 건강을 잘 챙겨서 지금 생각나는 일들과 하고 싶은 일들을 다 해내겠다고.

정말 그런 순간이 찾아왔을 때 나는 어떻게 하면 건강하게 살 수 있을까 고민했다. 그때 내가 좋아하는 유명 유튜버 〈인생라떼〉의 권마담 님이 부자가 되고 싶어 하는 사람들을 위해 《지중해 부자》라는 책을 추천해주셨다.

큰 기대감 없이 나는 그 책을 주문해 읽어 내려갔다. 모든 책 내용이 마음에 꽂혔지만 이 문구가 가장 머릿속에 남았다. 바로 '부자가 되고 싶다면 체력부터 2배로 길러라'라는 문구였다. 부자가 되고 싶어 하는 사람들은 보통 돈을 많이 버는 방법에만 관심을 기울이곤 한다. 그 누구도 건강부터 챙겨야 더 많은 일을 할 수 있고 돈도 그 체력만큼 더 벌 수 있다고 말해주지 않는다.

그러나 코로나19를 직접 겪고 난 내겐 바로 꽂히는 문구였다. 이루고 싶은 일이 많은 만큼 내겐 내 건강과 체력이 1순위가 되어야 했다.

그렇다면 과연 나는 어떻게 내 건강을 챙길 수 있을까 고민했다. 앞서 키토 식단에 푹 빠졌던 내겐 뭔가 다른 방법이 필요했다. 그러던 중 세포에 영양분을 공급해주는 흡수율이 아주 높은 주스를 알게 되었다. 바로 독일의 피엠 주스다. 이 주스를 먹는 동안 나는 다른 영양제를 먹을 필요를 느끼지 못했다. 더군다나 내겐 이미 집에서 신랑과 함께 복용하 비타민을 포함한 여러 영양제가 있었다.

창고형 대형마트와 인터넷에서 해외직구로 구매했던 종합영양제, 시어머님께서 항상 챙겨주시는 비타민C, 친정엄마가 내 장 건강을 위해 사주시는 프로바이오틱스 등. 그 외에도 신랑이 특별히 사다 준 크릴오일, 비타민D와 칼슘제까지 있었다.

영양제를 선택하는 주체와 기준에는 거의 우리 가족 모두가 관여하고 있었던 셈이다. 내가 영양제를 선택하는 기준은 적당한 영양소 함유량과 합리적인 가격대였다. 게다가 나는 영양제만큼은 꼭 국내제품이 아닌 해외제품을 선택하고 싶었다.

물론 국내에도 모든 인증을 필한 유명 제품들이 많다는 건 알고 있었다. 온라인 쇼핑몰을 운영 중이던 나는 건강기능식품에도 관심을 기울이던 참이었다. 어느 정도의 교육 과정 이수와 자격증이 필요하긴 했지만 소자본으로 턱걸이한 온라인 판매자들도 쉽게 영양제를 판매할 수 있었다.

그런데 그들이 과연 영양제의 품질과 성분 함유량, 영양제에 대한 건강 지식까지 갖춘 판매자들일까? 단지 키워드와 높은 마진, 쉬운 CS를 위한 판매 품목으로 건강기능식품을 선택했다면 나는 그들을 신뢰할 수 없다는 생각이었다. 해외직구로 영양제를 구매할 수밖에 없다고 판단한 근거다. 한편 약국에서 판매하는 영양제들도 제약회사들의 영업을 거쳐 판매 품목으로 채택되는 형편이었다. 결국 나는 내 몸에 필요한 영양소를 고루 갖추고 있는 내게 적합한 제품을 선별해 구입하리라 마음먹었다.

이런 경지(?)에까지 이르렀을 때 나는 내가 만난 피엠 주스에 대해 알아보기 시작했다. 내가 나이를 먹어감에 따라 건강에 관심이 생겼듯이 이 세상 사람들 모두 나이 먹고 늙어감에 따라 영양제를 찾게 되지 않을까. 몸의 내부와 외관 모두 노화가 진행될 수밖에 없을 테니까. 간혹 TV 프로그램에 나오는 주름 하나 없는 여배우들의 피부를 보며 우린 모두 같은 생각을 하게 되지 않을까. '역시 사람은 자기 자신을 관리해야 해'라고.

여기에서 우리가 의미하는 피부관리란 몸의 표면을 관리하는 것이다. 우리는 실낱같은 주름 하나만 생겨도 세월의 흔적은 피할 수 없다며 슬퍼하곤 한다. 그러곤 열심히 마사지하고 좋은 화장품을 골라 바르며 노화가 조금이라도 더디게 진행되도록 애쓴다.

그렇다면 우리 몸의 내부는 어떨까? 피부 표면에 노화가 진행되는 만큼 몸의 내부 장기들도 출생과 함께 노화가 시작된다. 세계보건기구(WHO)는 2018년, ICD-11 질병통계 분류의 노화에 질병코드를 부여하기도 했다.

노화를 질병의 원인으로까지 정의 내렸다면 그 질병을 치료할 수 있는, 즉 문제의 근원인 노화를 재조명할 필요가 있다는 뜻 아닐까. 사람의 몸은 약 100만 개의 세포로 이루어져 있다. 그리고 나이가 적을수록 그 세포의 탄력도도 우리 피부의 탄력도와 비슷할 것이다. 즉 20대와 70대 세포의 탄력도와 모양은 다르다는 뜻이다.

그 수많은 세포가 유지되려면 영양소가 공급되어야 한다. 그리고 그 영양소는 바로 우리 몸의 머리끝부터 발끝까지 연결된 혈관을 통해 공급된다. 약 12만 킬로미터의 길이로 이루어진 혈관은 애석하게도 우리가 섭취하는 음식들 속의 지방과 독소로 인해 자꾸만 좁혀진다. 특히 당이 많이 끼어 있을수록 그 혈관은 더 좁혀지고 혈액마저 찐득해져 버린다. 결국은 혈액순환이 잘되지 않게 되고 세포에 영양분조차 제대로 전달할 수 없는 상황에 이르게 된다.

결국 세포와 혈관이 우리 건강을 지키는 핵심 키다. 우리가 익히 알고 있는 고혈압, 고지혈증, 당뇨병, 하지부종 등을 포함해 암에 이르기까지 모든 질병은 결코 세포의 생사와 영양분 그리고 혈관을 무시하고선 치료할 수 없는 셈이다.

그렇다면 우리가 필수적으로 섭취해야 하는 영양제의 선택 기준은 이제 명확해졌다고 하겠다. 바로 건강한 혈관을 타고 영양소가 세포 단위까지 정확하게 전달되도록 해주는 영양제여야 하리라.

그러면 영양소 함유량이 많으면 흡수가 잘되는 것일까? 결코 그렇지 않다. 우리는 영양제를 선택할 때 어떤 영양소가 어느 정도의 함유량을 가졌는지 구매 전 점검할 수 있다. 그리고 1일 필요 영양소 기준, 어느 정도의 비율로 영양소가 들어 있는지도 알 수 있다. 간혹 그 비율이 200~1,000%를 넘어가는 것도 볼 수 있다. 처음에 난 그 고함유량이 모두 몸에 흡수된다고 생각했다. 너무 과다 섭취하는 게 아닐까 걱정하면서. 하지만 괜한 걱정이었다.

영양제에 표기된 고함유량의 비타민과 영양소는 결코 우리 몸에 100% 고스란히 흡수되지 않는다. 상식적으로도 절대 일어날 수 없는 일이다. 우리 몸의 적재적소에 영양소를 필요한 양만큼 전달하기 위해서는 그만큼의 기술력이 필요하다.

나는 그러한 기술력이 바로 NTC 공법이라는 것을 알게 되었다. NTC(Nutrient Transport Concept)는 세포 단위의 수준으로 영양소가 전달된다는 개념이다. 이 공법이 적용된 예에는 의료 목적에 적합한 식이음료, 식이제제, 즉 비타민, 단백질, 탄수화물제제 모두가 포함된다.

그뿐만 아니라 약 70% 이상 물로 이루어진 우리 인체에는 수용성 비타민만 흡수된다. 지용성 비타민을 흡수시키려면 이를 수용성화해 흡수를 촉진하는 마이크로 솔브(Micro Solve) 기술이 필수적이다. 이 모든 것이 위에서 언급한 NTC 공법을 통해 이루어지는 것이다.

앞서 말했듯 어렸을 때 나는 심한 독감에 걸려 링거를 맞은 적이 있다. 병원 약이 도저히 듣지 않자 엄마는 특별히 간호사를 불러 내게 링거를 맞히셨다. 그러자 병원 약으로도 호전되지 않던 내 몸 상태가 신기하게도 금세 회복되었다. 아직도 잊히지 않는 기억이다. 액체상태의 의료용 링거가 그만큼 영양분을 빠르게 우리 몸 구석구석에 전달하는 높은 흡수력을 보였기 때문이었을 것이다.

내가 만난 독일 피엠 주스도 영양소의 높은 흡수율을 자랑한다. 앞서 설명한 바와 같이 NTC 공법으로 영양분을 액체상태로 만들어 세포까지 전달하기 때문이다.

흔히들 요즘은 사람마다 영양이 과잉되었다고들 한다. 그런데 우리는 정말 우리에게 필요한 영양을 모두 제대로 다 섭취하고 있을까? 어쩌면 영양이 제대로 충분히 채워지지 않아 영양 부족인 사람이 더 많을지도 모른다. 점점 오염되어 가고 있는 토양에서 자라나는 식품들로는 우리 몸이 필요로 하는 영양분을 전부 채워 줄 수 없기 때문이다.

그러니 우리에게 필요한 영양제를 올바르게 선택하고 제대로 섭취하는 것은 선택이 아닌 필수다. 이제는 제약회사의 브랜드와 영양제의 함유량만으로 비타민을 선택해서는 안 된다. 또한 영양제의 섭취 목적을 다시 한번 생각해봐야 한다. 그저 남들이 먹으니 나도 영양제를 챙겨 먹는 게 아니라 내게 필요한 영양소를 채워 주기 위해 먹어야 한다. 내 일의 근간과 바탕이 되어줄 건강을 챙기는 일은 결국 내 몸속 세포의 건강을 챙기는 일이기 때문이다.

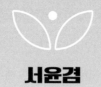

서윤겸

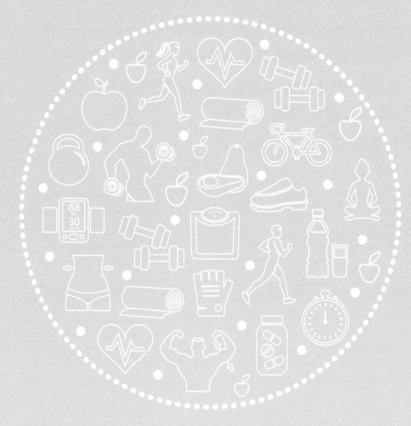

건강
리셋

바쁜 아침,
56가지 과일·야채 주스로
건강을 챙기다

어릴 적 엄마가 잘 챙겨주셨음에도 나는 편식이 심하고 아침밥은 습관적으로 거의 먹지 않았다. 아침밥을 먹으면 오히려 속이 더부룩하고 울렁거렸다. 소화가 잘 안 되어 아침밥 대신 아침 겸 점심을 먹었다.

이런 식습관으로 인해 몸은 항상 피곤했고 몸의 저항력이 떨어져 소화불량과 식욕부진을 달고 살았다. 당연히 체력과 근력 또한 떨어졌다. 게다가 저체중인데도 복부비만이었다. 고기를 좋아하지 않는데도 콜레스테롤 수치가 높았다. 결국 고지혈증약을 먹기 일보 직전에야 건강에 적신호가 켜졌다는 걸 알고 충격을 받았다. 지금부터라도 건강관리를 안 하면 고지혈증을 비롯해 각종 질병을 안고 살 것 같았다. 나는 몸에 좋은 음식을 찾아 먹고 식습관을 바꿔보기로 했다.

먼저 건강에 좋은 음식으론 어떤 게 있는지 찾아봤다. 섬유소가 많이 든 식단이 건강에 좋다고 했다. 나는 채소와 과일을 많이 먹는 방법을 찾아 나섰다.

우리의 위장을 건강하게 해주는 장내 세균으로 박테리아가 있다. 이 유익한 세균은 소화를 돕고 면역계를 돕고 장내 비타민을 만들고 정신건강도 지켜준다고 한다. 또한 장내 유익한 미생물이 먹는 섬유소도 있다. 사과, 아스파라거스, 바나나, 보리, 코코아, 아마씨, 귀리 등에 들어 있는 프로바이오틱스가 바로 그것이다.

채소와 과일을 많이 먹으려 해도 잔류 농약이 신경 쓰였다. 그래서 초음파 채소 세척기와 채소 탈수기를 준비하고 끼니때마다 과일과 채소를 챙겨 먹으려 노력했다. 하지만 채소와 과일은 신선도가 중요한 데다 바쁜 현대인에 속하는 내가 매일 실천하는 건 쉽지 않은 일이었다.

게다가 생채소를 먹다 보니 소화는 더욱 안 되었다. 흡수율을 높이고자 많은 양의 채소를 먹는다는 것도 쉽지 않았다. 또한 제대로 챙겨 먹지 않은 날에는 변비로 고생했다. 과거의 나처럼 변비를 달고 사는 사람들에게 꼭 필요한 영양분이 바로 섬유질이다. 섬유질은 장 속에 쌓인 노폐물을 긁어내어 밖으로 내보내는 역할을 할뿐더러 각종 독소를 싸안고 몸 밖으로 배출한다.

반면 변비로 인해 배출되지 못하고 남아 있는 장 속 노폐물들은 몸속을 더럽게 만든다. 그뿐만 아니라 그 독소는 피부에까지 영향을 미친다. 피부 트러블과 건조증을 유발하고 피부 톤마저 어둡게 만든다.

그런 와중에 내가 독일 피엠 주스를 만나게 된 계기가 있다. 아들이 코로나19 후유증으로 너무 힘들어해 건강에 좋은 식품이 있는지 찾아보다 알게 되었다. 건강에 관심을 기울이다 보니 쉽고 편하게 먹을 수 있는 주스 형태의 피엠 주스가 눈에 들어온 것이다.

피엠 주스는 56가지의 채소와 과일, 그리고 140종류의 비타민으로 구성되어 있다고 한다. 분말로 되어 있어 물에 타 마시면 된다. 우리 몸은 60~80조의 세포로 이루어져 있다고 한다. 나는 음식을 먹으면 이 세포들에 영양소가 그대로 흡수되는 줄 알았다. 그러나 우리가 먹는 음식의 흡수율은 10% 정도일 뿐이고 90%는 몸 밖으로 배출된다고 한다.

독일 피엠 주스는 NTC 공법 마이크로 솔브를 차용하고 있다. 이는 자연적으로 용해되는 분자층으로 둘러싸인 물에 용해되지 않는 성분인 지용성 영양소를 수용성화해 우리 몸에 거의 전부 흡수시킨다. 그럼으로써 세포가 활성화되고 배변 활동에 좋은 식이섬유를 섭취하게 되어 변비가 없어지게 된다.

나는 이 피엠 주스를 먹으면서 어릴 적 들은 이야기를 떠올렸다. 미래에는 알약으로 음식을 대체할 수 있다는 이야기 말이다. 그로부터 40년쯤 지난 지금에 와 생각해 보니 현실에 그대로 실현되고 있다는 느낌이다. 56가지의 채소와 과일을 분말 1봉지에 다 담을 수 있다니 정말 세상이 살기 쉽고 편하게 바뀐 것 같다.

피엠 주스에 관한 정확한 정보를 전해 들은 나는 영양을 보충해주는 파워칵테일과 몸의 독성 물질을 무력화하는 리스토레이트를 제대로 챙겨 먹어 보기로 했다. 항상 속이 불편해서 음식을 제대로 먹지 못했기 때문이다. 모유 유산균과 장 기능을 개선해주는 천연 폴리페놀

성분과 효소가 들어 있다고 했기 때문이다. 그렇게 꾸준히 챙겨 먹다 보니 지금 소화 하나는 잘되고 있다.

파워칵테일로 매일 아침을 연 지 6개월쯤 지났다. 예전엔 알람을 10개 넘게 맞춰놓고도 아침에 일어나기가 쉽지 않았다. 그런데 지금은 알람이 울리기도 전에 눈이 뜨인다. 그만큼 생기와 활력이 돌면서 체력도 좋아졌다.

이 제품을 먹고 나서 생활의 변화도 일어났다. 예전에는 마트나 새벽 배송을 이용해 장을 보곤 했는데 지금은 장보기에 할애할 시간이 생겼다. 채소와 과일은 쉽게 상하는 만큼 빨리 먹지 않으면 냉장고에서 썩기 일쑤다. 그 때문에 버리는 음식물 쓰레기가 너무 많았다.

그렇게 음식물 쓰레기를 버리면서 마음이 불편했다. 지구 어딘가에서 굶어 죽어가는 어린아이의 모습을 내보내는 방송을 볼 때면 정말 마음이 아프다. 지금 내가 얼마나 행복한 삶을 살고 있는지 깨닫게 된다. 그러다 보니 음식을 버릴 때면 왠지 마음이 무거웠다. 하지만 채소와 과일 섭취를 독일 피엠 주스로 대체한 지금은 음식을 낭비하거나 버리는 현상이 줄어들었다. 또한 살림살이에 드는 시간도 줄어들어 경제적으로도 이득이 되고 있다.

난 오히려 젊은 20~30대 때 건강이 좋지 않았다. 몸이 아픈데도 건강에는 관심이 없었다. 몸이 아프다 보니 밖에 나가는 것도 사람들을 만나는 것도 다 귀찮았다. 하루하루 의욕 없이 연명하는 삶을 살았다.

하지만 지금은 건강한 삶을 추구한다. 그러려면 경제적 자유가 필요하다는 생각도 든다. 이젠 예전처럼 죽으려야 일찍 죽을 수도 없는 세상이 되었다. 우리 세대는 120세까지도 살 수 있다고 한다. 우리가 죽는 이유는 우리 몸의 세포가 죽거나 세포가 잘못 죽어 암이 되기 때문이다.

독일 피엠사 제품은 건강과 경제적 자유를 함께 얻게 해준다고 한다. 그런 보상 플랜과 건강강의를 듣고 나니 아직 50대이니만큼 건강 제품도 전달하면서 경제적 자유까지 이룰 수 있지 않을까 생각하게 된다. 예전엔 '네트워크마케팅'이라고 하면 그냥 다단계일 뿐이라는 굉장히 부정적인 생각부터 들었었다. 하지만 네트워크마케팅을 공부하면서 재정적 자유를 얻으려면 이것을 해야 한다 싶었다.

의학이 발달한 지금 시대에는 웬만한 병은 치료가 거의 가능하다. 하지만 그마저도 경제적 능력이 안 되면 치료를 못 받아 죽는 상황에 맞닥뜨릴 수도 있다. 치료를 받으려면 경제적인 능력이 우선되어야 한다는 말이다. 그런데 우리 세대는 노후가 준비된 사람도 있을 테고 그렇지 않은 사람도 있을 것이다. 누구나 무병장수를 원할 테고 나 또한 건강하고 행복한 삶을 살다 이 세상을 떠나고 싶음에도 말이다.

요즘 노인들 사이에서는 99881244란 숫자가 회자한다고 한다. 99세까지 팔팔하게 살다가 하루 이틀 아프고 죽었으면 좋겠다는 뜻이란다. 생각해보면 평생 아프다 죽는 사람들도 있고 평생 건강하게 생활하다 이 세상을 떠나는 사람들도 있다. 어쩌면 간단히 구분되는 사안인지도 모르겠다.

규칙적으로 잘 먹고 잘 자며 활기차게 활동하면서 긍정적으로 세상을 바라보면서 행복하게 살면 노화를 억제하고 질병을 예방할 수 있지 않을까? 이제는 노화를 늦춤으로써 나이는 숫자에 불과한 건강한 삶을 선택할 수 있는 시대가 된 것 같다. 예전처럼 나이를 먹으면 아프고 늙고 초라해지는 삶이 아니라.

독일 피엠사 제품이 그걸 가능하게 해주는 것 같다. 이 제품을 만난 내가 먼저 건강을 챙기고 나서 그런 건강을 얻고 싶은 사람들에게 정보를 전달해주면 어떨까? 누군가에게 건강한 인생을 선물할 수 있는 데다 경제적 자유를 누릴 수 있는 보상 플랜도 함께 있으니 일거양득이 아닐까? 앞으론 정보가 돈이고 내 건강과 삶을 책임져주는 수단이란 걸 뼈저리게 느끼는 순간이다.

나이 들면서 빠지는 근육,
운동 전에 먼저 '이것'부터 드세요

하루하루 점점 체력이 떨어지다 보니 하는 일에 끈기가 없어지기 시작했다. 체력이 떨어지면서 엉덩이 근육도 빠져나가고 있다는 걸 실감하게 되었다. 어느 날 의자에 앉는데 엉덩이뼈가 닿을 정도로 아팠다. 나는 너무 깜짝 놀랐다. 바지를 입었을 때 엉덩이 핏이 살지 않아 근육이 빠져나간다고 생각하긴 했었다. 하지만 이런 현상은 엉덩이 운동으로도 해결되지 않았다.

단백질을 먹어야 근육이 붙는다고 해서 좋아하지 않는 고기를 먹어보기도 했다. 하지만 즐기지 않다 보니 고기로 단백질을 보충하는 데는 한계가 있었다. 매일 필요한 양의 단백질을 먹어야 근육이 붙을 텐데 운동과 병행해도 이미 빠져버린 근육을 채우기란 쉽지 않았다.

편하게 매일 단백질을 보충하는 방법은 단백질 보충제를 먹는 거였다. 나는 좋다는 단백질 보충제를 찾아서 사 먹기 시작했다. 산양유 단백질, 곡물 단백질 등 여러 회사의 단백질 제품을 먹어 봤지만 별 효과를 못 느꼈다. 그래서 단백질 제품을 끊곤 단백질 없는 식단을 꾸려 가게 되었다. 그러다 보니 근육은 줄어들고 무기력한 날만 늘어갔다.

몸이 무기력하다 보니 뭘 해도 점점 인생이 재미없어졌다. 나는 내 몸에 에너지를 다시 채우고 싶어졌다. 할 수 있는 운동도 시작하고 지인을 통해 독일 피엠사의 단백질 보충제 웨이를 권유받아 먹기 시작했다.

운동은 그리 좋아하지 않아 거의 하지 않았다. 하지만 단백질 보충제 웨이는 한 달 정도 매일 먹었다. 결과는 놀라웠다. 깜짝 놀랄 정도로 근육이 생긴 것이다. 전에는 의자에 그냥 앉을 수 없었다. 그런데 한 달 정도 독일 피엠사의 웨이 단백질 보충제를 먹고 나서는 엉덩이가 아프지 않았다. 한 달 만에 내 몸 근육이 이렇게 채워졌다니 정말 놀랄 일이었다.

단백질 보충제 웨이를 먹고 달라진 점은 종아리 근육에도 탄력이 생기고 점점 단단해지고 있다는 사실이었다.

이 시점에 나는 왜 우리 몸에 단백질이 중요하고 필요한지 좀 더 알아보고 웨이를 먹기로 했다. 단지 필요하니까 먹기보다는 정확한 정보를 알면 더 잘 챙겨 먹게 될 것 같았다. 피엠사 단백질 보충제 웨이를 통해 단백질과 근력을 공부해보기로 한 이유다.

30세와 비교할 때 근육량은 65세에 평균 25~30% 감소하고 80세 이후에는 40% 감소한다고 한다. 나이가 들수록 근육은 사라지고 근육이 감소한 자리에는 지방이 채워진다고 한다. 그래서 체중의 변화는 못 느낀다고 한다.

고령자에게 암보다도 위험한 게 근감소증이라고 한다. 근감소는 나이가 들면 누구에게나 나타나는 자연스러운 현상이라 하겠다. 2017년 세계보건기구(WHO)는 근감소증을 질병으로 인정하고 2021년에는 질병코드를 부여했다. 근감소가 심한 것도 질병이라는 의미다.

사람의 몸은 600여 개의 근육으로 이루어져 있고 몸무게의 절반을 차지하는 것이 근육이다. 하지만 노화가 진행되면서 근육을 구성하는 근섬유소는 30대부터 감소하기 시작한다. 사지의 운동 근육 외에 체내장기들도 근육으로 되어 있다. 우리의 생명과 직결되는 심장도 근육으로 이루어져 있다. 이 근육이 약해지면 펌프작용도 할 수 없게 된다. 근감소증이 있으면 심장병 발생률이 70%로 높아지는 이유다.

근육은 혈관 벽과 방광, 자궁, 위장 등의 여러 장기에도 분포되어 있다. 그 때문에 눈에 보이는 근감소만이 문제는 아니다. 전체적인 소화기관, 즉 입, 혀, 식도, 기도에 있는 삼킴 근육도 약해지고 느려진다고 한다. 그러면 위장, 소장과 내부 장기 근육도 약해져 소화기관 전반에 문제가 생긴다. 또한 체내장기 외에도 바깥 관절 주변의 근육도 약해져 뼈의 움직임이 불완전하게 된다. 그러다 보니 관절 통증과 관절염이 생기기도 한다.

이처럼 근육은 우리 몸 전체에 분포되어 있다. 그러니 근육이 줄어들게 되면 통증 또한 전신에 나타난다. 앞서 근감소 자리를 지방이 채운다고 했었다. 그런데 이 지방은 염증 물질을 분비하기 때문에 염증에 의한 근육통도 수반한다. 근력 부족으로 활동량이 줄어들면서 섭취한 에너지를 다 소모하지 못해 비만, 고혈압, 당뇨 같은 대사질환을 일으킬 위험도 있다.

근감소증이 있으면 당뇨에 걸릴 확률이 4배나 높아진다고 한다. 당뇨를 막는 것은 허벅지 근육이라는 말이 있다. 근육이 커야 당분을 많이 저장할 수 있다. 그런데다 우리 몸의 허벅지부터 엉덩이까지의 근육이 가장 크기 때문이다. 근육의 중요성을 깨달아야 할 대목이다.

노년기에 건강한 삶을 유지하고 싶다면 근육이 줄어들지 않게 해야 한다. 양질의 단백질 섭취와 운동은 필수다. 그런데 매일 삼시 세끼 고기로 단백질을 보충하는 데는 한계가 있다. 이는 내가 부족한 단백질을 섭취시켜 간편하게 근육을 만들어주는 독일 피엠사의 유청 단백질을 택한 이유다.

요즘 단백질의 중요성과 효능이 알려지면서 많은 사람이 단백질 보충제를 찾고 있다. 30대 이상이라면 단백질이 필수인 시대다. 어떤 단백질을 선택하느냐도 중요하다. 시중에는 함량이 매우 낮고 화학첨가물이 들어 있는 단백질이 많다. 그런 만큼 정말 잘 골라야 내 건강을 챙길 수 있다.

독일 피엠사의 단백질 보충제 웨이는 우유에서 추출한 농축 유청 단백질이다. 유청 단백질을 뽑아내는 기술은 독일이 우수하다고 한다. 유청 단백질은 근육을 만드는 데 핵심적인 역할을 한다. 다른 단백질에 비해 근육량을 증가시킬뿐더러 근육량을 유지하는 데도 도움을 준다. 또한 흡수력 면에서도 피엠사의 기술력으로 만들어낸 웨이 단백질을 빼놓을 수 없으리라. 이 단백질 보충제는 물에 쉽게 잘 녹기 때문이다.

웨이 단백질에는 필수 아미노산, 비필수 아미노산 성분이 모두 함유되어 있다. 단백질 자체가 비리다 보니 단백질 합성제에는 맛을 위해 합성첨가물인 당을 많이 첨가한다. 이는 먹기에는 편하지만 장기적으론 호르몬 수용체에 작용하거나 결합을 방해하게 된다. 예를 들어 렙틴 호르몬은 배가 부르면 그 신호를 뇌하수체인 렙틴 수용체에 전달한다. 그래야만 배가 부르니 그만 먹고 신진대사를 끌어올리라는 명령을 내리게 되니까. 이때 합성첨가물과 그로 인한 염증 반응은 이런 신호전달을 막는다. 결국 배가 계속 고픈 것으로 느껴져 쉴 없이 먹게 되고 신진대사는 안 되어 살이 찌는 것이다.

또한 합성첨가물은 뇌를 중독시킨다. 그 중독성은 마약과 다르지 않다고 한다. 합성첨가물의 부작용은 서서히 나타난다. 그러다 보니 경각심을 빠르게 갖지 못한다. 어린 나이부터 합성첨가물에 노출되는 현실에 커다란 경각심을 가져야 하는데도 말이다. 피할 수 있다면 합성첨가물은 피하는 게 좋다.

독일 피엠사의 단백질 보충제 웨이에는 호르몬, 스테로이드, 설탕, 각성 물질이 전혀 첨가되어 있지 않다. 그래서 스포츠선수들도 안심하고 먹는다고 한다. 도핑 테스트까지 통과할 만큼 안전하기 때문이다.

우유에 들어 있는 단백질은 카세인 단백질이다. 카세인 단백질은 위에서 응고되어 천천히 흡수되는 위에 무리를 주는 단백질이다. 유당불내증이 있는 사람은 복통이나 설사를 겪게 되는데 파우더 형태의 유청 단백질은 미량의 유당을 포함해 대부분 문제가 생기지 않는다고 한다.

단백질은 우리 몸의 에너지원이기도 하고 인체의 구성은 물론 순환과 면역기능에 아주 중요한 물질이다. 두 스푼의 웨이면 하루의 필요 단백질을 섭취할 수 있다고 한다.

노년기 경제는 연금으로 버티고 노년기 건강은 근육으로 버틴다는 말이 있다. 그 정도로 노년기 건강에는 근육이 중요하다는 뜻이리라. 근육이 부족한 사람이라면 이제 간편하게 하루 두 스푼의 웨이로 건강을 챙기자. 이 글을 읽는 모든 사람이 우리 몸에 꼭 필요한 단백질을 챙겨 먹고 건강하고 활력 있게 살기를 진심으로 바란다.

양예원

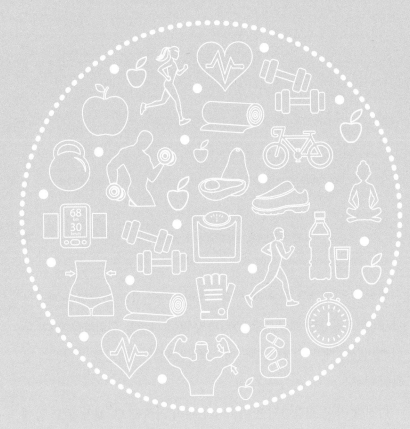

건강
리셋

약으로도 고쳐지지 않던 부분들이
피엠 주스로 좋아지다

"내 신체에 감사하는 것이 자신을 더 사랑하는 열쇠임을
비로소 깨달았다."

– **오프라 윈프리**(Oprah Winfrey) –

사람들은 건강을 잃을 때에 맞닥뜨려서야 건강의 소중함을 깨닫는
다. 그리고 건강할 때 건강을 관리하지 않은 사실을 후회하곤 한다. 우
리 어머니는 매우 건강하셨다. 허약체질인 나와 아버지를 이해하지 못
하실 만큼.

하지만 가장 건강하시던 어머니가 우리 가족을 다 제쳐 두고 암에
걸리셨다. 평소 건강을 과신하며 소소한 증상들을 무시했기 때문이다.
그 암 또한 국내에는 별로 없는 암종에 증상도 거의 느끼지 못할 정도
였다. 그래서 어머니는 평소처럼 생활하셨다.

그게 가장 문제였을지도 모르겠다. 암은 작은 암이라 할지라도 무시하면 안 된다. 암은 꽤 큰 병이기 때문이다. 우리 어머니도 자신의 암이 별것 아니라고 생각하셨다. 평소 관리해 온 건강과 체력으로 암을 버텨낼 수 있었기 때문이다.

그러나 암은 조용히 어머니의 건강을 갉아먹고 있었다. 어머니는 8년 정도를 암에 걸리기 전과 같이 생활하셨다. 그러다 갑자기 병세가 심해지셨다. 2년간 요양하시고 마지막 1년 때 말기 판정을 받으시곤 돌아가셨다.

우리 가족은 모두 충격을 받았다. 집안 전체에서 가장 건강했던 어머니가 가장 먼저 돌아가셨기 때문이다. 어머니는 돌아가시기 전까지 본인의 몸이 버텨온 대로 계속 암을 이겨내실 거라 믿으셨다.

어머니는 타고난 건강 체질이셨다. 아마도 사람들 대부분은 자신이 건강 체질이라 생각할 것이다. 실제로 "어디 아픈 데 없어?", "어디 불편한 데 없어?"라고 물으면 "아주 건강해!" 또는 "OO만 없으면 건강해!"라고 대답한다. 그런데 과연 그 대답대로 건강하다고만 할 수 있을까?

건강의 사전적 정의는 "정신적으로나 육체적으로 아무 탈이 없고 튼튼함. 또는 그런 상태"로 내려진다. 아무 탈이 없다는 것은 정신적이든 육체적이든 막힘없이 문제없이 기능하는 것을 말한다. 많은 사람은 자신의 몸의 문제에 익숙해져 건강하다고 착각하는 것이다. 우리 어머니 또한 그런 유의 착각에 빠졌던 셈이다.

사람들은 변비, 역류성 식도염, 두통, 고혈압, 당뇨, 빈혈 등과 같은 건강 이상 신호를 소소히 여기며 간과하곤 한다. 너무 오랜 기간 자신과 함께해서 익숙하기 때문이다. 익숙해서 큰 문제의식을 느끼지 못할 뿐이지 이것들은 엄연히 건강하지 않은 상태를 나타내는 바로미터와 같다.

이것들은 소리소문없이 사람의 건강을 서서히 갉아먹는 원흉이다. 지금 당장은 너무 익숙해서 크게 못 느낄 뿐이다. 누적된 이런 이상 상태는 몸을 더욱 비정상적으로 만든다. 그때가 되어서야 사람들은 자신의 몸에 문제가 있다고 느낀다. 이미 몸은 약한 증상들을 오랫동안 발현하며 신호를 보내고 있었는데 말이다.

건강을 관리하는 것은 마치 보험에 드는 것과 같다. 보험에 가입하는 사람들은 병에 걸리거나 또는 사고가 날 것을 예상하고 들지 않는다. 사고가 나거나 병에 걸리지 않으면 다행이고 혹시나 안 좋은 일이 생길 때를 대비해 들어 둔다고 믿을 뿐이다. 건강을 챙기는 것도 이처럼 받아들여야 한다. 그러니 지금 당장 건강관리에 들어가는 비용을 아끼는 것은 매우 어리석은 짓이다.

"하루는 24시간이고 누구에게나 동등하게 주어진다"라는 말을 많이 한다. 하지만 이 말은 틀린 말이다. 24시간은 절대 동등하게 주어지지 않는다. 나는 2021년, 2022년 1년 간격을 두고 부모님 두 분을 병으로 보내야만 했다.

그 후 정신적, 육체적 피로가 몰려와 나는 심각한 상태에 빠졌다. 대학병원 7개 과를 돌고 근처 한의원이나 정형외과 등을 오가며 치료받아야 했다. 침대에 누워서 숨만 헐떡일 뿐 일상생활 하는 것조차 매우 힘들었다. 살기 위해 겨우 몸을 일으켜 밥을 먹고 병원에 다니곤 했다. 깨어 있는 순간부터 체력이 소진되는 게 느껴졌다. 그러다 보니 조금만 움직여도 다시 누워서 기절한 듯 잠자곤 했다. 깨어 있는 시간은 밥 먹고 병원을 오가는 시간을 포함해 3시간에서 5시간 남짓이었다.

이도 그나마 제정신을 유지한 상태일 때의 일이었다. 눈뜨고 있다고 다 제정신인 것은 아니니까. 나머지 시간에는 잠에 취해 있거나 몽롱하게 눈만 뜨고 있었다. 이런 내가 과연 다른 사람들과 동등하게 24시간을 활용하고 누렸을까? 결코 그렇지 않다.

나는 깨어 있는 시간을 겨우 생체활동을 이어가는 데만 썼을 뿐이다. 다른 생산적 활동을 한다는 것은 어림도 없는 소리였다. 자기계발? 여가? 이러한 것들은 나에겐 사치일 뿐이었다.

내가 건강을 충분히 유지했다면 아마 부모님을 병간호하고 쉬는 시간을 생산적인 일에 활용했을 것이다. 하지만 나는 그리 건강하지 못했고 병간호하지 않는 시간에는 쉬어야만 했다. 그리고 모든 것이 끝난 후 몰려온 후폭풍은 나에게 인간으로서 해야 할 기본적인 활동조차 못 하게 만들었다.

나는 허약체질이었다. 하도 허약해서 오랫동안 여기가 아프고 저기가 아팠다. 그러다 보니 어느 정도 아픈 것은 그러려니 했다. 뭘 해도 아프고 피로하기만 하니 어느 순간 내 몸을 방치해 버린 것이다. 그런 상태에서 감당할 수 없는 일을 하다 보니 무너져 내린 것이다.

그렇게 나는 몇 년의 시간을 흘려보냈다. 아마 건강했다면 나는 더욱 많은 일을 하고 생산적인 활동을 할 수 있었을 것이다. 아픈 것을 무심히 넘기고 지금의 상태가 언제까지나 유지될 거라 막연히 믿은 내 착각의 결과는 참담했다.

이는 허약한 나에게만 해당하는 문제는 아닐 것이다. 다들 지금이 가장 건강한 상태인 것을 모르고 언제까지나 이 상태가 유지될 거라 믿는다. 그래서 몸에 해로운 음식도 불규칙적으로 먹는다. 그러곤 이렇게 말한다. "나는 이런 증상 빼곤 건강해." 바로 그 증상이 내 몸이 정상적으로 작동하지 않는다는 것을 알려주는 지표임에도.

이미 안 좋은 증상이 불편할 정도로 나타난 몸은 치료하기 어렵다. 비용도 시간도 많이 소모된다. 나이가 들었거나 당뇨나 고혈압이 있거나 수술 후에 보험에 가입하려 하면 절차도 복잡하거니와 비용도 만만치 않은 것과 같다.

반면 어리고 건강할 때 보험에 가입하면 많은 옵션을 추가해도 상당히 저렴하다. 건강도 이와 같다. 내가 가장 젊고 몸에 이상이 없을 때 좋은 것을 먹고 규칙적으로 운동하며 꾸준히 건강을 관리한다고 해보자. 그러면 나중에 나이가 들어서도 많은 시간과 노력을 들이지 않고 그 상태를 유지하는 게 가능하다.

힘든 시간을 거친 후 나는 나보다 어린 친구들에게 이렇게 말하곤 한다. 미용과 건강은 지금 관리하면 가장 저렴하고 가성비 있게 최상의 상태를 유지할 수 있다고.

이건 나 또한 건강을 호되게 잃어 본 후 깨달은 것이다. 이후 나는 더욱 내 건강에 경각심을 가지게 되었다. 부모님이 돌아가신 것도 건강 문제 때문이었으니까. 게다가 나 또한 건강 문제로 힘든 시간을 보냈으니까. 이대로라면 나도 부모님처럼 병에 걸려 죽을지도 모른다는 위기감이 몰려왔다. 나는 그때부터 먹는 것과 운동에 신경 쓰기 시작했다.

내가 건강을 잃었던 이유 중 하나로 고되었던 부모님 병간호를 들수도 있으리라. 하지만 근본적으로는 생활 습관 및 식습관의 문제가 컸다. 삼교대 간호사 생활은 불규칙적이었다. 그로 인해 식사시간도 제멋대로였다. 또한 잦은 스트레스와 귀차니즘으로 음식은 점점 더 자극적이고 빠르게 먹을 수 있는 간편식을 택하게 되었다. 그 결과 3년간 30킬로그램의 체중 증가가 있었다. 그로 인해 조금만 움직여도 피로하고 숨쉬기도 버거운 최악의 건강 상태가 되었다.

하지만 현대사회에서 정말 좋은 재료에 필요한 영양소를 다 갖춘 음식을 찾기는 힘들었다. 요리하는 것도 번거로울뿐더러 좋은 재료로 만든 음식을 먹더라도 하루에 필요한 영양소를 몸속에 모두 채워 넣기는 어려웠다. 또한 요즘 밭들은 화학비료로 인해 이미 지력이 쇠했기 때문에 예전처럼 과일, 채소 몇 가지를 먹는다고 불충분한 영양소를 충족시킬 수는 없었다.

이젠 건강을 챙기기 위해서 좋은 음식만 먹는 것이 아니라 다른 방법으로 부족한 영양소를 채워야 할 때다. 오랫동안 비실거리며 만성피로에 시달려온 나는 건강을 위해 안 먹어 본 게 없을 정도다. 이런 내가 처음 건강을 채워 주는 독일 피엠사의 주스를 접하곤 '어쩌면 나도 다른 사람들처럼 건강하게 살 수도 있겠다', '운동은커녕 일상생활도 누리지 못하는 이 상황에서 벗어날 수도 있겠다'라는 희망을 품게 되었다.

그리고 나는 지금 예전처럼은 아니지만 쉬엄쉬엄 여행할 수 있는 최소한의 체력을 빠르게 얻고 있다.

"아프지 않은 삶이
너무 좋아요!"

"건강한 자는 소망이 있고 소망이 있는 자는 모든 것을 가진 것이다."

— 아라비아 속담 —

2021년부터 2022년까지 1년 새 부모님 두 분을 보낸 후 나는 완전히 건강을 잃었다. 매일 몸살에 걸린 사람처럼 근육통에 시달렸고 숨쉬는 것조차 버거웠다. 깨어 있는 것만으로도 체력은 실시간으로 깎아먹혔다. 힘드니 건강한 식사는 어림도 없었다. 당연히 한 끼 식사조차 허기를 달래는 데만 급급했다.

그런 식사가 영양소를 제대로 갖춘 식사가 될 리 없었다. 건강은 더욱 안 좋아지고 한 달 병원비만 수십만 원에 이를 지경이었다. 아픈 데다 여러 건강 문제로 인한 증상이 있어 병원을 찾아다녔지만 병원에서는 아무 문제 없다고만 했다. 병도 없는데 아프다니! 이는 답이 없는 문제를 푸는 것과 같았다.

그래서 영양제와 몸에 좋다는 식품을 계속 사 먹었다. 비싸도 개의치 않았다. 지금 당장 일상생활조차 하기 힘든데 그깟 가격은 문제가 아니라고 생각했다. 지금도 마찬가지지만 그때의 나는 일상생활만 할 수 있게 해준다면 뭐든지 할 태세였다.

몸에 좋다는 것을 찾아서 먹었지만 대부분은 효과를 보지 못했다. 그나마 한 곳의 제품이 나를 일으켜 세우는 데는 성공했다. 그러나 그뿐이었다. 누워 있을 때는 몸을 일으켜 집 안에서만이라도 제대로 생활하고 싶었다. 그렇게 되고 나니 바깥으로 돌아다니거나 일하고 싶었다. 하지만 그 제품을 몇 개월간 먹었는데도 바깥 생활은 두세 시간 하기도 힘들었다. 나는 일해야만 했다. 그 당시 몸 상태가 도저히 정상적으로 직장생활을 할 수 없었음에도.

사실 나는 그 당시에도 건강을 채워 주는 독일 피엠 주스를 마시고 있었다. 하지만 다른 건강기능식품처럼 나에게 큰 효과를 가져다주지는 못했다. '먹으면 어딘가에는 좋겠지'라는 생각으로 먹었을 뿐이었다. 당시 나는 일반적으로 건강한 사람이 마시는 수준의 용량을 먹었었다. 나는 피엠 주스가 다른 영양제와 달리 정량에 맞춰서 먹는 게 아니라는 사실을 몰랐다.

피엠 주스는 내 몸에 적합하게 만들 수 있는 칵테일과 같다. 그때 내 몸 상태는 이미 언급했지만 엉망진창이었다. 건강 수준이 상당히 낮은 상태에서 일반적으로 건강한 사람이 마시는 용량을 먹으니 효과를 보지 못했던 것이었다.

피엠 주스는 자신의 건강에 맞게 제조해 먹을 수 있는 음식과 같다. 피엠 주스에는 주력으로 밀고 있는 두 종류의 음료가 있다. 하루에 필요한 비타민 용량이 들어 있는 종합비타민 파워칵테일과 역시 하루에 필요한 무기질과 미네랄이 모두 들어 있는 리스토레이트다. 보통 아침 주스와 저녁 주스라 불린다.

파워칵테일에는 모든 비타민군 하루 치가 들어 있다. 비타민은 탄단지(탄수화물, 단백질, 지방)가 제 기능을 할 수 있도록 도와주는 촉매제다. 그뿐만 아니라 우리 몸에 활력을 주는 것을 비롯해 여러 작용을 한다. 또한 리스토레이트는 긴장을 완화해 수면을 도우며 간과하고 섭취하기 힘든 무기질을 채워 준다. 사실 비타민과 무기질에 대해서는 하고 싶은 말이 많다. 하지만 요즘에는 워낙 정보가 잘 정리되어 있고 유튜브나 블로그만 찾아봐도 기본정보가 다 나오니 생략하겠다.

현대 농업은 화학비료로 범벅되어 버렸다. 기술이 발달하며 사람들은 가성비 있고 빠르게 농작물을 키우기를 원했다. 값싼 화학비료는 그런 농부들의 욕구를 채워 주며 빠르고 보기 좋게 농작물을 키워줬다. 하지만 그건 어디까지나 겉보기일 뿐이다. 지력을 높여줄 줄 알았지만 빛 좋은 개살구일 뿐이었다. 실제적으로는 아무 실속이 없었다. 농작물은 크고 빠르고 튼튼하게 자라는 것 같았지만 실제로는 영양소가 모자랐다.

스티브 뉴전트(Steve Nugent) 박사는 저서 《잃어버린 영양소》에서 이렇게 말한다.

"우리가 먹는 음식은 50년 전만큼 영양소를 제공하지 못하고 있으며, 다양한 연구 자료에서 손쉽게 볼 수 있듯이 농산물에 함유된 영양소가 매년 계속해서 감소하고 있습니다."

이렇게 말하면서 그는 1951년과 그가 그 책을 집필한 때(2000년대 초)의 영양소를 비교했다. 1951년, 브로콜리에 포함된 성인 남성 1일 권장량 비타민 A는 브로콜리 1개로도 충분했지만 지금은 2개는 섭취해야 한다고 했다. 또한 마찬가지로 복숭아를 비교했는데 1951년에는 2개면 충분했던 영양소가 현재는 52개는 섭취해야 똑같아진다고 했다. 이는 현대의 농산물과 그것으로 만든 음식이 영양학적으로 의미가 없어졌다는 것을 뜻한다. 뉴전트 박사는 다양한 논문과 연구 자료를 인용해 우리가 섭취하는 영양소에 어떤 변화가 있었는지 상세히 저술했다.

우리는 인공적이고 화학적인 것이 우리 몸에 얼마나 안 좋은 영향을 끼치는지 안다. 그래서 유기농을 찾는다. 그런데 땅이 화학비료로 범벅된다면 그 위에서 자라는 산물은 당연히 건강할 리 없다. 현대인은 화학비료에 절인 음식을 먹고 있는 것과 같다. 이게 인스턴트 식품과 다른 게 무언가?

그 결과 나를 비롯한 현대인들은 과거에 없던 질병에 걸리거나 원인도 모른 채 시름시름 앓고 있다. 단순히 일 때문에 힘들고 피곤한 것만은 아니라는 뜻이다. 아무리 힘들어도 건강한 식품을 먹고 규칙적으로 운동하고 생활하면 그 힘듦을 이겨낼 수 있다. 하지만 그게 부족한 현대인은 병을 이겨내지도 못할뿐더러 회복하는 데도 오랜 시간이 걸린다.

사람들도 본능적으로 그걸 깨닫고 집 한쪽에 온갖 영양제들을 쌓아두고 섭취한다. 나도 그랬다. 수많은 영양제를 하루 두세 번씩 배부르게 먹었다. 그래도 좋아지는 느낌이 없었다. 내 몸이 유독 건강하지 못해서 더욱 그랬을 것이다. 다른 이들에게 물어봐도 큰 효과는 못 느끼지만 먹다 보면 좋아지지 않을까 싶어서 챙겨 먹는다고 했다. 반 이상이 그렇게 대답했다.

화학 영양제는 가성비가 좋다. 반면 천연 영양제는 상당히 비싸다. 또한 우리는 모두 알고 있다. 영양제의 성분은 좋지만 그게 모두 우리 몸에 흡수되는 것은 아니라는 사실을. 만약 이 영양제의 성분이 모두 우리 몸에 흡수된다면 그 효과는 눈에 띄게 좋을 것이다. 나는 이제껏 모두 우리 몸에 흡수되는 것이 아닌 대부분 몸 밖으로 배출되는 영양제를 먹었던 셈이다.

특히 화학 비타민과 영양제는 용량도 지켜야 하고 어떤 것은 부작용도 심한 냄새가 나기도 했다. 그런데다 효과마저 그다지 없었다. 아마도 많은 사람이 경험한 일일 것이다.

그러나 피엠 주스를 먹기 시작하면서 화학 영양제의 맛에서 느껴지는 거부감도 사라졌고 부작용도 걱정하지 않게 되었다. 피엠 주스는 음식이기 때문이다. 게다가 피엠 주스는 특수한 공법을 사용해 높은 수준으로까지 흡수율을 끌어올렸다. 가루 형태의 피엠 주스를 물에 타 먹는 연유다. 그 누구도 음식을 먹으면서 부작용을 걱정하지는 않는다. 내 몸에 안 좋은 짓을 해온 것을 간파한 나는 암 환자들이 먹는 것처럼 해보자고 생각하며 도전에 나섰다. 그 후 나는 한 달간 온갖 회복 증상을 겪었다.

십수 년간 수많은 영양제를 먹어도 효과를 보지 못했는데 피엠 주스는 달랐다. 용량을 달리하자 바로 표면적으로 효과가 나타났다. 여러 커다란 증상과 소소한 증상이 한 달간 이어진 것이다. 그리고 한 달만에 하루 12시간에서 16시간 이상 자야 했던 습관(?)을 떨쳐 버릴 수있었다 3시간 외출하고 오면 2~3시간 누워 있어야 했던 지침 현상도 사라졌다.

어느새 건강하다고 할 수는 없지만 남들에게는 일상생활을 충분히 영위하는 사람처럼 보이게 되었다. 그리고 나는 정말로 제법 건강했을 때처럼 일상생활을 하고 6시간에서 8시간 정도만 자도 충분한 사람이 되었다. 늘 나를 괴롭혀온 만성피로와 졸림 현상도 감소했다. 일주일에 최소한 네 통 이상 먹었던 타이레놀도 어느샌가 끊게 되었다. 더불어 보는 사람마다 내 혈색이 좋아졌다고 입을 모아 말했다. 나는 스스로 느끼기에도 남이 느끼기에도 건강한 사람이 되어 있었다. 단 한 달새에 말이다.

피엠 주스는 자신의 몸 상태에 맞춰 먹어야 한다. 건강하면 건강함에 맞추고 다이어트가 필요하다면 다이어트에 맞춰서 말이다. 내가 이사실을 좀 더 빨리 알았더라면 아마 돌아가신 우리 부모님에게도 두분의 건강에 맞춰 적극적으로 피엠 주스를 권했을 것이다. 이렇게 지금 나는 지금 피엠 주스를 권하는 열렬한 건강 전도사가 되었다.

나는 허약하고 피로에 전 내 건강이 평생 나를 괴롭힐 줄 알았다. 내가 짊어져야 할 굴레고 운명이라고까지 여겼다. 너무나도 당연히. 하지만 그것은 당연한 게 아니었다. 극복할 수 있는 것이었다.

침대에 누워서 '건강한 사람은 대체 무슨 생각을 하며 하루를 보낼까?' 반추하던 나는 더는 없다. 나는 어느샌가 '어쩌면 나도 건강한 사람처럼 인생을 살 수도 있겠다'라고 생각하게 되었다. 피엠 주스는 내게 건강뿐만 아니라 건강하게 앞으로 나아갈 수 있다는 희망을 주었다.

지금도 병과 허약함에 찌든 사람이 많을 것이다. 나도 그랬다. 나도 그랬다는 것은 지금은 극복하고 있다는 의미이기도 하다. 지금 나는 한 달 반의 기간을 잡고 떠나온 긴 세계여행을 하고 있다. 한껏 좋아진 건강이 안겨주는 행복을 만끽하면서.

나와 같이 허약한 사람들, 그리고 내 부모님처럼 간절히 건강을 되찾고 싶은 사람이라면 부디 피엠 주스를 먹었으면 한다. 약을 무작정 끊고 먹으라는 게 아니다. 피엠 주스는 어디까지나 음식이기 때문이다. 다만 자신의 상황에 맞춰 조절해 섭취하면 된다. 무리하지 않고 최고의 건강을 유지하며 제대로 흡수될 수 있는 음식을 먹는다면 우리는 하루에 필요한 영양소를 충분히 섭취하고 활기차게 생활할 수 있을 것이다. 마치 과거에 좋은 농산물을 먹었던 사람들처럼.

다시 뉴전트 박사가 《잃어버린 영양소》에서 들려주는 한 구절로 글을 마무리 지으려 한다.

"우리는 에덴의 동산에 사는 것이 아니라 인류역사상 그 어느 때보다 오염이 심각한 세계에 살고 있으며, 음식으로부터 얻을 수 있는 영양소가 과거 어느 때보다 적은 시대에 살고 있습니다. 오직 우매하고 무지한 사람들만이 보조식품이 필요 없다고 믿을 뿐입니다."

이제 더는 농산물과 음식에서 영양소를 얻는 시대는 지났다. 이를 알고 세계 여러 나라에서 인정하는 최신 유기농 농법의 농산물로 하루에 필요한 영양소를 채울 수 있다면 우리는 삶을 보다 건강하게 꾸려나갈 수 있으리라. 이전 장에서도 말했지만 건강을 잃은 삶은 인생에 짐일 뿐이다.

짐을 지고 힘들게 인생을 사느냐 짐을 덜고 가볍게 인생을 사느냐는 어떤 영양소를 어떻게 섭취하느냐 어떤 음식을 먹느냐에 달려 있다고 생각한다. 약을 먹지 않는 삶과 건강을 누리게 해주는 음식은 나에게 줄 수 있는 가장 큰 선물이자 내 인생에 대한 투자다. 피엠 주스는 이에 대한 훌륭한 대안이 되리라 굳게 믿는다.

헨릭 김

건강
리셋

몸에 '이것'이 부족하면
아무리 자도 피곤합니다

나는 1999년 울산에 있는 H중공업에 신입사원으로 입사했다. 그러곤 2013년도까지 선박 엔진 설계부서에서 13년 동안 근무했다. 인간의 생활을 편리하게 해주고 시간을 아껴주는 것으로 전자제품, 자동차, 선박과 선박 엔진, 아파트, 교량 등이 있다. 이것들은 거의 모두 인간의 상상력과 설계도면이 없으면 우리 앞에 존재할 수 없는 것들이다. 모든 제품의 출발점은 선과 치수 그리고 도면기호들로 작성된 설계도면이다. 이런 설계도면이 있어야 우리가 실제로 사용할 수 있는 형태의 실물이 존재할 수 있다.

당시 설계부서에서 근무한 기간은 전 세계적으로 선박과 선박 엔진에 대한 수요가 폭발적으로 늘어났던 시기였다. 선박 엔진 수주가 많음에도 설계부서의 업무 특성상 치수 하나하나까지 꼼꼼하게 검토해야 했다. 그만큼 업무 스트레스는 너무도 컸다. 당시 나는 이렇게 바쁜 건 설계부서에서 일하는 한 당연하다고 생각했었다. '생산 중 발생하는 문제를 해결할 수 있는 부서는 설계부서 외에는 없다'라고 생각했기 때문이다. 나는 내 분야에서는 내가 최고라는 자부심으로 업무에 임했다.

한편 매일 처리해야 할 업무들이 물 밀듯 밀려오면서 몸과 마음은 지쳐만 갔다. 업무 스트레스는 연일 최고조에 달했다. 그러던 어느 날 1년에 한 번 있는 회사 건강검진을 받고 나는 깜짝 놀랄 수밖에 없었다. 젊은 나이임에도 업무 스트레스와 그 스트레스를 풀기 위해 늦은 저녁 식사에 곁들인 술로 인해 몸무게, 혈압 등 거의 모든 수치가 정상 범위를 넘어서고 있었다. 나는 이때부터 건강검진을 받는 게 두려워지기 시작했다.

내 건강이 걱정되기 시작한 나는 건강검진에서 나온 수치들을 정상 범위로 되돌리기 위해 처음으로 다이어트도 해봤다. 평소 퇴근하고 집에 와 식사하고 나면 집 밖에 나가 운동하는 법이 없던 나였다. 그랬던 내가 식사량도 조절하고 가벼운 운동도 시작한 것이다. 그 결과 체중도 줄이고 각종 건강 수치들을 어느 정도 정상범위에 근접하게 만들 수 있었다.

그러나 혈압은 여전히 높은 상태였다. 이는 지금까지도 계속되고 있는 현상이다. 그래서 내가 가장 신경 쓰는 게 혈압수치가 되었다. 그동안 혈압 체크 제품을 5~6개 정도 구매했던 것 같다.

내가 지금 다니고 있는 회사는 2017년 H중공업에서 분사했다. 그러면서 본사를 울산에서 부산 해운대로 이전했다. 나는 주중에는 부산 회사에 출근하고 주말에는 울산에서 가족과 시간을 보냈다. 그렇게 주말부부 생활을 6년 정도 했다.

나는 2019년부터 고지혈증약을 복용하고 있다. 회사 건강검진에서 콜레스테롤 수치가 높게 나왔기 때문이다. 이후 의사 선생님의 권고에 따라 매일 출퇴근길을 걸어 다녔다. 편도 1.7킬로미터 되는 거리로 25분 정도 소요된다.

회사와 내가 생활하는 원룸 근처에 수영강이 있다. 수영강 주변에는 강을 따라 산책로가 멋지게 조성되어 있다. 부산 근무에 어느 정도 적응된 시점이었다. 어느 날 직장 동료가 매일 저녁 수영강 변을 따라 걷기운동을 하는데, 정말 좋다는 것이었다.

처음에는 별로 귀담아듣지 않았다. 그렇게 어느 정도 시간이 흐른 후 건강을 위해 저녁에 유산소 운동을 해야겠다는 생각이 들었다. 그리고 내 버킷리스트 중 하나인 대한민국 4대 종주 코스를 모두 섭렵해보고 싶어졌다. 그전까지는 주변의 낮은 산을 당일치기로 다녀오는 산행을 했을 뿐이었다. 그러니 종주 산행은 나에게 상당한 도전이었다.

나는 저녁에 유산소 운동을 하면서 종주 산행에 필요한 체력을 끌어올리려 노력했다. 무거운 배낭을 메고도 먼 거리를 걸을 수 있도록 지구력과 정신력을 함양하기 시작했다.

그 외에도 나는 종주 산행을 위해 일주일에 3~4일은 퇴근 후 집 근처 수영강 변 산책로를 걸었다. 저녁에 수영강 변 산책로를 걷노라면 세계 어디에 내놓아도 손색이 없을 정도로 아름답고 멋진 주변 야경이 눈에 들어왔다. 예를 들어 영화의 전당 야간 조명, 근처 오피스 빌딩의 불빛, LED 조명으로 예쁘게 꾸며진 다리, 그리고 따뜻한 불이 켜진 아파트를 볼 수 있었다.

처음 수영강 변 산책로를 걸을 때 나는 걷기보다 휴대전화로 사진을 찍는 데 더 많은 시간을 할애했던 기억이 난다. 그러나저러나 나는 매일 5~6킬로미터의 거리를 한 시간 정도 걸었다. 이렇게 출퇴근 시의 걷기와 유산소 운동을 위한 저녁 걷기로 1만 4,000보 정도를 달성했다.

당시의 저녁 걷기운동은 내 몸과 마음에 자신감과 도전정신을 불어넣어 주었다. 체력이 좋아지는 게 느껴졌다. 걷기운동을 하며 혼자 생각할 시간도 가질 수 있어서 좋았던 것 같다. 또한 저녁 걷기운동을 하고 나면 기분도 좋아질뿐더러 오늘도 나 자신과의 약속을 지켰다는 뿌듯함을 느낄 수 있었다.

나는 지금껏 고지혈증약을 복용해왔다. 고지혈증약은 한 번 복용하면 평생 먹어야 하고 복용하는 알약의 개수가 늘어날 수도 있다, 그런 말들이 떠돈다. 하지만 나는 아직껏 첫 복용 때와 똑같은 알약 개수를 유지하고 있다. 두 달마다 하는 피검사 결과 콜레스테롤 수치는 정상 범위를 유지하고 있다. 아마도 매일 저녁의 걷기 유산소 운동과 스트레스 최소화 관리 때문인 것 같다.

나는 2022년 10월 하순 무렵에 '한국책쓰기강사양성협회(이하 한책협)'를 알게 되었다. 그리고 그해 11월부터 책 쓰기 수업을 들었다. 5주간의 강의가 종료된 12월 중순부터는 본격적으로 초고 원고를 작성하기 시작했다. 그러느라 한동안 저녁 걷기운동을 하지 못했다. 저녁에 걷기운동을 해야 한다는 생각은 늘 있었지만 우선순위가 초고 원고 마무리였기 때문이다. 은근히 마음의 짐처럼 여겨졌던 초고 원고를 빨리 마무리해야 한다는 생각 하나만 했던 것 같다. 새벽 1시까지 원고를 쓰는 일도 많았다. 그러고도 출근하기 위해 아침 일찍 일어나야 했다.

내가 독일 피엠 주스를 소개받은 것이 이때쯤이었다. 한책협 센터를 방문했을 때 권동희 대표님에게서 소개받아 지난 2022년 12월 중순부터 본격적으로 섭취하고 있다.

피엠 주스는 건강기능식품, 세포 영양, 혈관 건강, 뼈를 튼튼하게 해주는 역할을 한다고 한다. 내가 섭취하는 제품은 파워칵테일, 리스토레이트, 액티바이즈 3종이다. 먼저 파워칵테일은 56가지의 과일과 채소가 포함된 가루 형태의 제품이다. 세포에 영양소를 공급하는 기능이 있다고 한다. 리스토레이트는 9가지 식물 미네랄을 포함하고 있어 뼈 건강에 좋은 기능이 있다고 한다. 마지막으로 액티바이즈는 비타민B군의 체지방을 연소시키며 브라질 인삼이라고 불리는 '과라나 열매'를 포함하고 있다고 한다. 이는 혈관 건강에 도움을 준다고 한다.

나는 동봉된 안내장에 따라 매일매일 빼놓지 않고 피엠 제품을 섭취하고 있다. 독일 피엠사 3종 제품은 흡수율이 높다고 한다. 다른 사람들과 달리 나는 처음 섭취했을 때 몸에 별다른 반응이 없었다. 그래서 매일매일 제품을 섭취하면서도 초기에는 제품에 별다른 관심이 없었다. 그러다 3개월이 지난 어느 날 몸이 좋아지는 반응을 느꼈다.

처음에는 이런 반응이 피엠 주스 때문이라고 생각하지 못했다. 그러다 이것이 피엠 주스 섭취로 인한 몸이 좋아지는 반응이라는 걸 알게 되었다.

나는 이런 반응을 직접 경험한 후, 아내에게도 피엠 주스를 권했다. 나와 달리 아내는 제품을 섭취하고 바로 몸이 좋아지는 반응을 겪었다고 한다. 아내의 경우 아침에 파워칵테일과 액티바이즈를 섭취하고 있었다.

나와 아내를 비교해 봤을 때 사람마다 몸이 좋아지는 반응이 나타나는 기간이 다른 것 같다. 나보다는 아내가 이 제품에 더 잘 반응하는 것 같기도 했다. 아내는 거의 일주일 이상 몸이 좋아지는 반응을 경험했으니까.

내 경우 몸이 좋아지는 반응이 늦게 나타났지만 전체적으로 몸의 피곤함이 많이 개선된 것 같다. 2023년도 1월, 나는 내 책의 초고를 쓰고 있었다. 보통 새벽 1시까지 초고 원고를 쓰느라 늦게 자고 출근 때문에 일찍 일어나야 하는 상황이었다. 그러니 초고를 쓰던 시기엔 늘 잠이 부족했던 셈이다. 사무실에 출근하면 아침부터 계속 하품을 해댔다.

그런데 아침에 피엠 주스를 마시기 시작한 이후로는 이런 피곤함이 많이 개선된 것을 직접 경험하게 되었다. 참 신기했다. 초고 완성 후 나는 다시 저녁 걷기운동을 하고 있다. 곁들여 피엠 주스를 섭취하니 몸이 더 건강해지고 균형이 잡히는 것 같다.

나는 양파즙을 몇 번 복용하기는 했었다. 하지만 평소 별도의 비타민 제품이나 건강기능식품을 복용하진 않았다. 그런 내게 독일 피엠 주스는 비타민 제품류에 대한 내 생각을 완전히 바꿔 놓았다. 다른 비타민 제품류에서는 못 느낀 몸이 좋아지는 반응을 이 제품에서는 직접 경험했기 때문이다. 그뿐만 아니라 제품 생산/품질 관리에 까다로운 독일공장에서 직접 생산/포장한 제품이라 좀 더 신뢰가 갔다.

피엠 주스는 70개 이상의 독일 국내외 특허를 보유하고 있으며 20개의 특허를 출원 중이라고 한다. 아마 여러분들도 이 제품을 접한다면 나와 내 아내의 경험을 공유할 수 있을 것이다. 제품에 대한 신뢰도가 더 높아지는 것은 당연한 수순이리라.

'이것'을 매일 마셨더니
손발 찬 기운이 싹 사라졌다

나는 평소 서재에서 독서를 하거나 작업한다. 그럴 때면 나의 발밑에는 항상 작은 전기매트가 놓여 있다. 발이 차가워서 그리하는 것이다. 발 시림 증상 때문에 나는 봄, 가을, 겨울 가리지 않고 양말을 신은채 일상생활을 한다. 한번은 막내딸이 그런 나에게 "아빠는 왜 집 안에서 양말을 신고 있어요? 답답하지 않아요?"라고 묻는 것이었다. 나는 그때 "발이 차가워서 양말을 신고 있는 거야"라고 답해주었다. 나의 발 시림 증상이 언제부터 시작되었는지는 정확히 알 수 없다.

나는 서재에서 독서할 때 정말로 추운 날씨가 아니면 별도의 난방을 하지 않는다. 처음에는 맨발에 전기매트만 켰었다. 그러다 언제부턴가 양말을 신고 전기매트를 사용하기 시작했던 것 같다. 또한 밤에도 보온 양말을 신고 잠을 청한다. 보온 양말을 신으면 온몸이 따뜻해져 숙면할 수 있기 때문이다.

추운 겨울에 발이 시린 것은 당연하리라. 그 정도를 넘어 발 시림 증상을 겪고 있으니 문제인 것이다. 이런 발 시림 증상을 유발하는 질병으론 대표적으로 네 가지 정도가 있다고 한다.

첫 번째, 고지혈증, 고혈압, 당뇨병을 들 수 있다. 이런 질병으로 인해 말초 혈관까지 돌아야 하는 혈액순환이 방해받으면 손발이 차가운 증상이 나타날 수 있다.

두 번째, 지나친 흡연으로 인해 젊은 남성들에게 발병률이 높은 질병이 있다. 바로 손발 동맥에 염증이 발생해 혈관이 좁아지거나 혈전이 생기고 피부 괴사에까지 이르는 버거병이다.

세 번째, 추간판탈출증이다. 디스크가 탈출하면 손발이 시린 증상이 생길 수 있다. 튀어나온 디스크가 말초신경을 누르기 때문에 손발 시림이 발생하는 것이다.

네 번째, 하지정맥류다. 하지정맥류는 발로 내려온 정맥혈 일부가 심장으로 돌아가지 못하고 고여서 혈관이 부풀어 오르는 질병이다. 하지정맥류로 인해 이렇게 혈액 순환과정에 문제가 생기면 발 시림과 피로, 저림 등의 증상이 나타난다.

이처럼 손발 시림의 원인은 다양하지만 대부분 혈액순환이 원활하지 않아 발생한다. 이런 증상을 예방하고 개선하기 위해서는 평소 꾸준히 운동하는 것이 좋다. 운동으로 혈액순환을 잘되게 하고 몸을 따뜻하게 만드는 것이다. 그 밖에 몸을 따뜻하게 하는 대표적인 방법으로 족욕이 있다. 족욕을 하면 손발이 따뜻해지면서 혈액순환이 원활하게 된다.

그 외에도 매일 걷기 등 유산소 운동을 실천하면 혈액순환에 도움을 받을 수 있다. 특히 사무실에서 오랫동안 앉아 업무를 보는 사람 중에 발 시림 증상을 겪는 사람들이 많다고 한다. 그런 사람들이 발 시림을 막으려면 주기적으로 일어나서 몸을 움직여 혈액순환이 잘되도록 해야 한다.

나는 2019년부터 의사 선생님의 처방에 따라 고지혈증약을 복용하고 있다. 회사 건강검진 결과 좋은 콜레스테롤 HDL은 낮고 나쁜 콜레스테롤 LDL의 수치는 높게 나왔기 때문이다. 고지혈증약을 복용하면서 HDL과 LDL 수치는 확실히 개선되었다. 그렇지만 발 시림 증상은 그대로다.

나는 독일 피엠사 제품을 알기 전, 발 시림 증상을 개선하기 위해 별도의 약을 처방받거나 비타민 같은 생활소를 섭취하거나 하지는 않았다. 그냥 전기매트를 발밑에 두어 발을 따뜻하게 하기만 했었다.

내가 독일 피엠 주스를 처음 접한 것은 2022년 12월쯤이었다. 그때부터 이 주스를 꾸준히 섭취해 오고 있다. 제품 구입 때 동봉되어 온 섭취 방법 설명서에 따라 아침에는 파워칵테일과 액티바이즈, 저녁에는 리스토레이트를 꾸준히 먹고 있다. 나는 이 제품들을 섭취하기 시작한 초기에는 몸이 좋아지는 반응을 느끼지 못했다. 나 자신이 인지할 만큼 급격한 신체 반응이 없었다. 혹시 내가 인지하지 못하고 넘어갔을 수도 있겠지만.

나는 이후 우연한 기회에 한책협 센터에서 열린 독일 피엠사 제품

설명회에 참석하게 되었다. 설명회에 참석한 사람들은 실제로 경험한 몸이 좋아진 각종 반응을 공유해주었다.

당시 나는 손발 시림 증상이 있었던 만큼 이런 말들에 더욱더 관심을 기울이게 되었다. 그러나 나의 경우 섭취 2개월이 지나도록 가장 일반적으로 몸이 좋아지는 반응조차 없었다. 손발 시림이 개선되었다는 느낌 또한 없었다.

똑같은 독일 피엠사 제품을 섭취하고 있었음에도 나는 몸이 좋아졌다는 사례를 다른 사람들에게 전해줄 수 없었다. 몸이 좋아지는 반응은 건강한 사람에게 더 명확하게 나타난다고 한다. 이 말을 듣고 나는 내 몸에 문제가 있는 건 아닌지 걱정되기 시작했다.

독일 피엠사 제품 설명이 끝난 후, 나는 별도의 자리에서 강사분에게 나의 상황을 말씀드렸다. 그분은 나의 손을 잡아보더니 뮤노겐과 액티바이즈를 설명서에 나와 있는 양보다 더 많이 섭취해보라고 권고하셨다. 나는 집에 돌아와 뮤노겐과 액티바이즈를 추가로 주문하고 권고받은 양만큼 섭취해봤다.

그렇게 일주일이 지난 어느 날 아침, 나는 몸이 좋아지는 반응을 실제로 겪게 되었다. 독일 피엠사 제품은 흡수율이 좋은 만큼 그런 반응이 즉각적으로 나타나기는 한다고 한다. 그러나 내 경험상 사람마다 반응이 똑같이 나타나는 건 아닌 것 같다.

섭취량을 늘리고 난 후, 그동안 내가 고민해 왔던 발 시림 증상이 차츰 좋아졌다. 내 걱정을 사왔던 손발 시림 증상이 개선되는 것을 실제로 경험한 것이다. 피엠 주스 섭취 전과 달리 평소보다 손발에 온기를 많이 느끼고 있다. 이렇게 직접 몸의 변화를 경험하고선 좀 더 적극적으로 꾸준히 피엠 주스를 섭취하고 있다.

지금은 액티바이즈를 회사에 출근해서도 섭취한다. 점심을 먹고 나서 한 시간 정도 후에. 그러고 나면 오후 시간에도 활기차게 업무에 임할 수 있다. 오후에 느끼던 나른함도 그전보다는 많이 사라졌음을 체험하고 있다.

독일 피엠사의 액티바이즈는 주로 비타민B군을 함유한 제품이다. 그런 만큼 체지방을 연소시키거나 혈관 건강 개선에 도움을 준다고 한다. 액티바이즈는 다음과 같은 증상이 있는 사람들에게 특히 좋다고 한다. 첫 번째, 저체온으로 인해 몸이 항상 차게 느껴지거나, 두 번째, 만성피로에 시달리거나, 세 번째, 말초신경 쪽 모세혈관의 혈액순환이 원활하지 않음으로써 수족냉증이나 레이노증후군을 겪는 사람들이다.

이 중 나는 세 번째의 수족냉증 증상을 겪고 있다. 그래서 아침에 파워칵테일과 액티바이즈를 같이 섭취하거나 오후에 액티바이즈만 섭취한다. 그러면 혈액순환이 잘되는 것 같다. 커피, 녹차, 우유 등은 몸을 차게 만든다. 특히 카페인 음료는 모세혈관의 혈액순환을 방해한다고 한다. 나는 액티바이즈를 마시면서부터 평소 즐기던 커피를 줄여가고 있다.

세상에 비타민 등을 재료로 사용한 건강기능식품은 셀 수 없을 만큼 많다. 그중 흡수가 빠른 독일 피엠사 제품은 섭취 시작부터 효능을 경험할 수 있다. 제품 자체의 기능에 믿음을 갖게 되는 건 덤이다. 건강 기능식품을 섭취한다고 해도 건강 개선 효과나 몸이 좋아지는 반응을 느끼지 못할 수도 있다. 그리고 이는 중간에 섭취를 중단하는 원인이 될 수도 있다.

반면 독일 피엠 주스는 이 제품의 효과를 알지 못하거나 제품 자체를 몰라서 섭취하지 못하는 경우가 있을 것이다. 하지만 일단 먹어 보면 자신의 가족 등 주위 사람들에게 자연스럽게 제품을 알리게 된다. 홍보대사를 자처하고 나서게 되는 것이다.

내 경우도 그랬다. 앞서도 말했듯 나는 피엠 주스 섭취 초기에는 별다르게 몸이 좋아지는 반응을 경험하지 못했다. 그래서 주위 사람들에게 전혀 제품을 알리려 하거나 섭취해보라고 권하지 않았었다. 그랬던 내가 실제로 효과를 경험하곤 주위에 적극적으로 제품을 알리고 있다. 좋은 제품은 내가 사랑하는 사람 그리고 나를 알고 있는 사람들과 같이 누리는 것이 옳다고 믿기 때문이다.

차츰 손발 시림 증상이 개선되자 다른 사람들과 악수하거나 할 때 상대방에게 따뜻한 느낌과 나의 긍정적인 에너지를 전해 줄 수 있으리라 기대하게 된다. '기쁨은 나누면 2배가 되고 슬픔은 나누면 반이 된다'라는 속담도 있지 않은가.

제품력이 좋은 독일의 피엠 주스를 같이 나눈다면 기쁨과 행복이 배가 될 것이다. 그러면 본인의 삶에서 슬픔이나 부정적인 일들이 사라지지 않을까. 자신이 진정으로 원하는 일을 하며 건강한 삶을 살아가는 것이야말로 최고의 행복이리라.

마지막으로 참된 건강은 긍정적인 태도로 삶을 살아가는 데서 비롯된다고 생각한다. 우리의 생명력은 끈질기다. 거기에는 '살겠다'라는 욕구와 '치유력'이 포함되어 있다. 결국 병을 치료하는 주체도 자기 자신이고 '병과 싸우겠다'라고 마음먹는 존재도 자기 자신이다.

건강은 단지 몸에 병이 없음을 의미하지는 않는다고 한다. 진정한 건강은 모든 역경을 극복하고 최악의 고통과 시련 속에서도 새로운 성장과 발전을 위해 앞으로 나아가는 것이라고 한다.

나는 항상 이렇게 외친다. "나는 항상 건강하고 부유하며 현명하다. 그리고 나는 세상의 모든 좋은 운을 끌어당기는 사람이다!"

여러분도 매일 이렇게 외쳐보면 어떨까. 기분이 좋아지고 자신감과 자존감이 높아지며 우주의 모든 좋은 기운이 자신에게 집중되는 걸 느끼게 될 것이다.

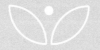

김진주

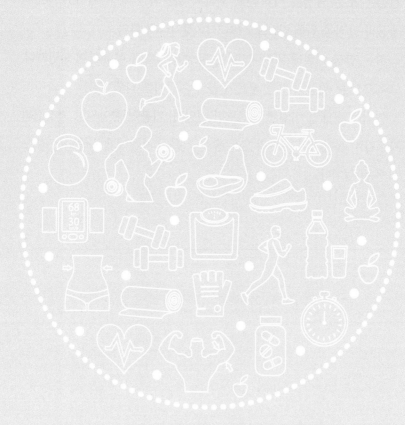

건강
리셋

답답한 변비,
시원하게 해결하는 방법

"최적의 영양섭취가 의학계의 미래다."

노벨화학상, 노벨평화상을 수상하고 박사학위 48개의 소유자인 라이너스 폴링 박사(Dr. Linus Pauling)의 말이다. 의학은 인체의 구조와 기능을 조사해 인체의 보건, 질병이나 상해의 치료·예방 등에 관한 방법과 기술을 연구하는 학문이다. 어떻게 하면 인간이 최적의 영양을 섭취해 건강해지고 수명이 길어질 수 있을지를 연구하고 그 해답을 찾는게 목표다.

세포로 이루어진 우리 육체가 건강을 유지하고 젊게 살려면 세포를 건강하게 만들면 된다. 그런데 우리는 건강하기 위해서 그냥 좋은 음식들을 먹어주면 되는 줄로만 안다. 그 좋은 음식의 영양분이 내 몸에 얼마만큼 흡수되어 내 세포를 건강하게 만들어주는지는 생각하지 않는다. 나는 최적의 영양섭취란 영양소 흡수력을 말하며 그 흡수력이 세포를 살린다는 뜻이라고 생각한다.

건강혁명그룹에 들어와 나는 영양에 대해 많은 것을 알게 되었다. 우리는 영양섭취를 건강의 최우선으로 치지만 아무리 좋은 음식이라도 내 몸에 흡수가 안 되면 별 소용이 없다. 이제 한상차림 자체로는 의미가 없다. 몸의 세포가 그 영양분들을 흡수하도록 세포까지 전달되어야 한다는 데 의미를 두어야 한다.

건강을 유지하고 에너지를 되찾기 위해서는 몸의 세포가 늙어가지 않도록 세포를 보살펴야 한다. 세포가 필요로 하는 영양소를 적재적소에 공급해야 한다. 그래서 올바른 식단과 영양섭취가 중요한 것이다. 한 가지를 먹더라도 내 몸을 살리는 현명한 선택을 해야 하는 이유이기도 하다.

우리가 알고 있는 건강 상식을 살펴보도록 하자. 우리는 균형 잡힌 식단으로 탄수화물, 단백질, 지방, 비타민, 미네랄 등 필요한 영양소를 골고루 섭취하자고 목소리를 높인다. 채소와 과일은 몸의 저항력을 높이고 신진대사를 증진하는 데 도움이 된다고 강조한다. 충분한 에너지 공급을 위해 영양소가 풍부한 음식을 섭취하는 게 좋다고 주장한다. 적절한 간식으로 영양소가 풍부한 견과류, 과일, 요구르트 등을 먹으라고 권한다. 무리한 다이어트나 과식을 피하고 건강한 간식 섭취를 통해 에너지를 보충해야 한다고 제안한다.

그리고 충분한 수분 섭취를 위해 하루에 최소 8잔(2리터)의 물을 마셔 체내 독소를 배출하고 건강한 대사 활동을 유지하고자 한다. 항산화 성분이 풍부한 블루베리, 케일, 브로콜리, 딸기 등을 섭취해 몸의 저항력을 높이고 노화를 예방하고자 한다. 또한 규칙적인 생활습관과 충분한 휴식 그리고 적절한 운동을 함께 실천하면 더욱 건강한 몸을 유지할 수 있다고 믿는다.

이 시점에서 과연 인류가 지금까지 이렇게 실천해온 건강 유지 요법이 우리를 건강하게 했는지 생각해보게 된다. 더 좋은 먹거리를 먹고 더 좋은 생활환경에서 살건만 왜 불치병이며 암이 현대에 더 성행하는지 의심하면서.

많은 사람이 건강에 도움이 되리라 믿으며 별별 보약과 건강기능식품을 섭취해보기도 한다. 하지만 이는 일시적인 도움이나 마음의 위안이 될 뿐이다. 오히려 비용만 쓰고 건강은 크게 좋아지지 않는다는 것을 우리는 경험으로 알고 있다. 알고 보니 자연 유래가 아닌 데다 흡수율 또한 저조해 독소가 쌓이는 이유가 될 뿐이다.

나는 건강혁명그룹을 만나고 참 신기한 것을 알았다. 건강해지기 위해서는 세포에 밥을 줘야 한다는 것이다. 늙어가고 죽어가는 세포가 원하는 영양을 공급해야 한다는 것이다. 그걸 가능하게 하는 게 바로 피엠 주스인데 물에 타서 마셔주면 바로 세포에 흡수되는 영양소다. 이미 나는 이것을 만나 건강을 되찾은 사람들을 많이 봤다.

내가 그동안 건강을 위해서 먹었던 수많은 제품이 자연 유래가 아니고 흡수율도 저조해 효과를 못 봤다는 사실도 알았다. 건강과 젊음을 위해서는 내 몸을 구성하는 세포를 살려야 하는데 그걸 모른 채 무작정 잘 먹기만 하면 내 몸이 좋아지리라 착각한 것이다.

최첨단 시대에 최첨단으로 연구해 최첨단 제품을 생산하는 건강기능식품 회사가 있다는 걸 많은 사람이 모른다. 그냥 여태껏 살아온 그대로 먹고 소비하면 되는 줄 안다. 나 또한 그랬다. 그러던 중 나는 내 몸을 구성하는 세포에 직접 영양을 공급할 수 있다는 놀라운 사실을 알게 되었다.

물에 타서 마시기만 하면 내 세포에 영양이 바로 공급된다. 녹슬어가는 내 혈관을 청소해 혈관 나이를 젊게 되돌려준다. 그리고 내 세포에 영양을 공급해 죽어가는 세포를 살려주고 장기와 피부를 더 젊어지게 해준다. 나는 이것이 바로 최적의 영양 섭취 방법이라고 믿는다.

마크 트웨인(Mark Twain)은 "건강을 유지하는 유일한 방법은 원하지 않는 것을 먹고 싫어하는 것을 마시며 원하지 않는 것을 하는 것입니다"라고 말했다. 우리는 그저 습관에 따라 취향에 따라 여태껏 내가 원하는 것만 먹으며 살아왔다. 그러다 내 건강이 좋아지려면 내 취향이 아니라 내 세포의 취향에 맞게 먹어야 한다는 것을 알게 되었다. 그래야 내 체세포가 살고 내가 살아난다는 것을 알게 되었다.

수많은 사람이 요양병원 침대에 누워 원치 않는 마지막 삶을 살아야 하는 이유가 무엇이라고 생각하는가. 우리의 수명이 이렇게 길어진다는 것을 알았더라면 자신을 더 잘 돌봤을 거라는 뒤늦은 후회는 하지 말자. 지금 한 가지라도 내가 원하는 것이 아닌 내 몸이 원하는 것을 먹는 현명한 사람이 되어보자.

토니 로빈스(Tony Robbins)는 "에너지 수준이 높을수록 신체가 더 효율적입니다. 몸이 효율적일수록 기분이 좋아지고 재능을 사용해 뛰어난 결과를 얻을 수 있습니다"라고 말했다. 피엠 주스는 체온을 상승시켜 건강을 지켜준다.

피엠 주스를 먹는 많은 사람이 활력을 되찾고 넘치는 에너지로 일과를 처리하고 있다. 나 또한 피곤함을 모르고 일하고 있다. 하루하루가 좋은 느낌이다. 하루하루의 일상이 신난다. 건강해지고 젊어지고 예뻐지게 해주는 이런 건강기능식품이 있다는 사실을 아직 사람들이 잘 모른다는 게 안타까울 뿐이다.

나는 30년간 변비로 고생했다. 하루라도 변을 못 보면 가슴이 답답했다. 그래서 유산균음료를 달고 살았다. 장 보러 마트에 가면 제일 먼저 들르는 곳이 유제품 코너였다. 그곳의 마시는 요구르트와 떠먹는 요구르트 등을 넉넉히 장바구니에 담는 것을 우선시했다. 변비가 있으니 당연히 이런 제품을 갖추고 살아야 하는 것으로 알고 살아왔다.

그러던 내가 이젠 변비가 있었다는 사실 자체를 잊어버렸다. 나도 모르게 변비가 사라진 것이다. 장바구니에 위와 같은 제품들을 담을 일이 없어진 것이다. 아침마다 만족한 배변이 나를 행복하게 해준다. 아침저녁으로 피엠 주스를 한 잔씩 마셨을 뿐인데… 놀라운 일 아닌가.

예전부터 나는 물 먹는 것을 참 싫어했다. 지금도 그냥 맹물은 하루한 컵도 안 먹는 편이다. 피엠 주스를 알고 나서도 아침저녁 그걸 타먹는 물을 마시는 것이 고작이었다. 중간에 일부러 물을 찾아 먹는 일도 별로 없다. 그런데도 피엠 주스를 먹고 나서부터 배변이 시원해진 것이다.

그러다 보니 하루가 상쾌할뿐더러 피부까지 맑아졌다. 끼어서 불편했던 바지가 넉넉해지고 몸매도 살아났다. 그저 피엠 주스를 마셨을 뿐인데 말이다.

요실금은 자신의 의지와 무관하게 소변을 보게 되는 현상이다. 남성보다는 여성에게 많이 생기는 것 같다. 우리나라 여성의 40% 정도가 요실금을 경험하는 것으로 알려져 있다. 나도 언제부턴가 뛰거나 갑자기 기침할 때면 요실금 증상이 나타나곤 한다.

그러다 피엠 주스를 2개월 정도 먹는 중에 뛰거나 기침할 때면 맞닥뜨렸던 요실금 증상이 개선된 느낌이 왔다. 피엠 주스를 먹으면 근육이 격자로 쫀쫀히 잡아주는 것같이 된다고 했었다. 그래서인지 내 요실금 증상이 개선된 지금 나는 은근히 속으로 만족하고 있다. 피엠 주스는 정말 내 건강을 지켜주는 든든한 지원군이 되었다.

너무 많은 사람이 건강을 통해 열심히 부를 얻고는 또 건강을 되찾기 위해 부를 소비하는 삶을 살고 있다. 삶은 건강해야 의미가 있다. 건강을 위한다며 들인 기존의 습관을 버리고 건강을 위한 최첨단의 습관을 장착해야 하는 이유다.

순간의 선택이 내 남은 삶의 건강을 좌우한다. 제발 제대로 알아보고 내 건강을 위해 현명한 선택을 하자고 외치고 싶다. "운전해 줄 사람이나 돈을 벌어 줄 사람을 채용할 수는 있지만 대신 아파 줄 사람을 구할 수는 없다"라는 미국의 기업가이자 애플의 창업자인 스티브 잡스(Steve Jobs)의 말이 가슴을 울리는 시점이다.

아직도 독일 피엠 주스를
모르시나요?

식당에서 지인들과 함께 점심을 먹고 있었다. 옆 테이블의 한 분이 과일과 채소를 썰어 담은 도시락을 자랑스럽게 꺼내는 게 보였다. 본인은 매일 과일·채소와 잡곡밥을 먹어왔다고 자랑하는 것을 보니 자신만의 식사법을 오래 고수해온 것 같았다. 당시 나는 아무리 좋은 음식물을 섭취해도 몸에 흡수되는 영양소의 비율이 아주 낮다는 걸 알고 있었다. 그래서 그분의 그런 모습이 조금은 애처롭게 다가왔다.

채소와 과일의 흡수율은 날것일 때 10%, 끓이면 30%, 갈면 60%라고 한다. 그분은 10%의 흡수율을 위해 채소와 과일을 사고 씻고 다듬고 썰어서 도시락에 담아오는 수고를 한 셈이다.

나는 건강을 위해 도시락을 싸서 가지고 다니는 그분의 모습을 보면서 그렇게 수고하지 않아도 이미 검증된 좋은 제품이 있다는 걸 저분은 왜 알지 못할까 답답했다. 그런 나도 이 제품을 알기 전에는 좋아하는 음식을 먹으면 내 몸속에 저절로 영양이 다 채워지는 줄 알았다.

요즘 나는 과일·채소·해초류에서 추출한 흡수율 높은 주스를 아침 저녁으로 마신다. 그러면 이 주스에 들어 있는 우리 몸에 필요한 5대 영양소와 비타민, 미네랄까지 세포에 채워지게 된다.

우리는 여태껏 흡수율은 생각지도 않은 채 영양제니까 우리 몸에 필요한 영양을 다 채워 주리라 믿어 왔다. 이렇게 건강을 위해 적지 않은 돈을 써가며 건강기능식품을 먹었건만 이는 흡수율이 낮은 건강식품이었을 뿐이다. 자연 유래 제품이 아니었다는 것 또한 뒤늦게 알게 된 사실이다.

이제 우리는 건강을 위한 제품 선택 시 영양이 세포에 전달되는 흡수율을 따져보고 골라야 한다. 독일의 피엠 주스를 만나는 순간 우리는 놀라운 체험을 시작하게 된다. 우수한 생체이용률로 미래 첨단기술 70여 개의 특허를 받은 제품이라는 사실이 이를 뒷받침해준다.

이 제품은 특허받은 NTC 공법으로 생체이용률(흡수율)을 높인 제품이다. NTC(Nutrient Transport Concept)는 정확히 영양소가 필요한 곳에 몸의 안팎으로부터 세포 수준으로 영양을 전달한다. 또한 영양소의 생체이용률을 높이는 최적화된 영양소 섭취를 지원한다.

한편 마이크로 솔브(Micro Solve) 기술은 물에 용해되지 않는 성분을 자연 용해되는 분자층으로 둘러싸 물에 녹게 한다. 이렇게 지용성 영양성분을 수용성화해 흡수를 촉진한다.

품질 면에서도 GMP(독일 의약품 산업표준)를 획득해 제품의 순도와 품질을 인정받았다. 독일산인 피엠 제품은 독일 제약 산업의 품질표준에 따른 엄격한 생산 과정을 마쳐야 한다.

안정성 면에서도 쾰른리스트(Cologne List) 도핑방지 서비스 플랫폼을 통과한다. 도핑 및 각성제에 대한 엄격한 테스트를 거쳐 건강의 안전성 및 투명한 제품 정보를 제공한다. 모든 제품의 내용물에 대해선 금지약물에 대한 테스트가 철저한 검증 과정을 거쳐 진행된다. 그럼으로써 올림픽 출전 선수들이 먹는 안전한 식품으로 등극했다.

좋은 정보는 서로 빨리 나누고 그걸 바탕으로 더 좋은 걸 선택하는 현명한 눈을 가져야 한다. 내 몸의 세포는 늙어만 가는데 사람들은 경각심은커녕 그것을 당연시한다. 최첨단의 시대에 맞게 개발된 제품이 내 세포를 살려주리라곤 생각조차 못 한다. 오로지 자기 생각만 고집하며 모든 정보를 차단한다.

나는 그런 사람을 따라다니며 깨우쳐주려는 의도는 전혀 없다. 모든 사람은 자기 방식대로 살다가 자기 방식대로 인생을 마감하는 거니까. 하지만 그런 사람의 인생은 우물 안에 갇혀 사는 행복만을 누리다가 가는 인생일 수밖에 없다.

지금까지 이런 제품에 대한 소식을 접하지 못했다면 먼저 정보를 접한 사람의 말도 들어볼 줄 알아야 한다. 이제는 제발 흡수도 잘 안 되는 제품을 사 먹는 데 돈 쓰지 말자. 흡수율이 저조한 건강기능식품이 자신을 건강하게 만들어 줄 거란 확신도 하지 말자. 지금은 모든 게 최첨단인 시대다. 그런 만큼 먹는 것 하나도 최첨단 방법으로 개발한 것을 선택할 줄 알아야 한다.

백세시대의 행복은 건강하게 사는 것이다. 건강을 갖추지 못한 장수는 재앙일 뿐이다. 건강을 가져다줄 제품을 끊임없이 찾다 보면 결국엔 불로초 같은 좋은 제품을 만날 수 있지 않을까. 자신이 관심을 두는 만큼 우주는 그 주파수에 맞춰 움직이기 때문이다. 희망만 손에 쥐고 있다면 불가능한 일은 없다.

세계보건기구(WHO)는 2018년 6월, 노화를 암이나 당뇨처럼 하나의 질병으로 인정하고 질병코드를 부여했다. 따라서 노화는 나이 들면서 신체기능이 퇴화하는 불가역적이고 자연스러운 현상이 아니다. 오히려 예방하고 치료해야 하는 하나의 질병으로 인식해야 한다.

그럼에도 불구하고 우리는 세월 따라 우리 몸도 늙는다는 걸 당연하게 여기며 살아왔다. 그러나 이제는 노화를 단순히 늙음이라는 개념으로 받아들이기보다 엄연한 질병으로 받아들여야 한다. 시대는 변했고 앞으로도 초고속으로 변할 테니까.

우리 몸속의 혈액을 만들어내는 역할을 하는 것이 조혈 줄기세포다. 조혈 줄기세포는 우리 몸 면역체계의 뿌리가 되기도 한다. 여기서 만들어진 면역세포들은 온몸을 돌아다니면서 우리 몸의 면역체계를 견고하게 구축한다.

문제는 우리 몸이 노화하면서 조혈 줄기세포도 함께 노화하다 보니, 염증 물질을 분비하기도 하고 면역세포를 만들어내는 기능이 저하되기도 한다는 것이다. 그 결과 체내면역 기능이 급격히 떨어져 우리 몸에서 자라나는 암세포를 효과적으로 막아내지 못하게 되는 것이다.

결국 암에 걸리는 것은 자연스러운 수순일 뿐이다.

근감소증은 근육이 일정 수준 이상으로 줄어드는 증상을 말한다. 사실 나이가 들어감에 따라 근육의 양은 자연히 줄어들어 40세부터 매년 1~2%씩 감소한다. 근육이 줄어들면 근육이 담당하고 있던 혈관 탄력도 무너지게 된다. 그 결과 혈액순환에 장애가 생기게 되고 각종 심혈관 질환을 떠안게 된다.

근육은 당분을 에너지로 사용하고 효과적인 당분의 저장고 역할을 한다. 그런 만큼 근육이 감소하게 되면 혈액 내의 혈당 관리가 안 되어 당뇨의 위험이 커진다. 근감소증이 있다면 건강하고 안정된 노년의 삶은 불가하다고 봐야 한다.

성장호르몬은 어린아이들의 성장에도 필요하지만 성인에게도 아주 중요하다. 성장호르몬은 우리 몸의 세포를 재생하고 근육재생을 돕는 단백질 합성을 촉진해 노화를 막는 데 결정적인 역할을 한다.

우리 몸을 구성하는 세포는 이처럼 중요하다. 세포가 건강해야 우리 몸도 건강할 수 있다는 말이다. 세포가 필요로 하는 영양분을 잘 공급하는 것이 무엇보다 중요한 이유다. 말하자면 세포가 좋아하는 밥을 줘야 한다는 것이다. 세포가 건강하기 위해서는 최적의 영양섭취가 우선순위다.

나는 독일 피엠 주스가 건강혁명을 일으키고 있다고 믿는다. 인간의 건강을 지켜주고 수명을 연장하며 건강한 세상을 만들고 있다고 믿는다. 피엠 주스는 마셔주기만 해도 세포가 좋아하는 밥을 주는 셈이기 때문에 세포는 건강해지고 노화는 늦춰진다.

피엠 주스를 처음 마시기 시작했을 때와 3개월 이상 먹고 난 다음의 얼굴을 비교해보며 사람들은 모두 놀란다. 예뻐지고 젊어지는 현상이 보이기 때문이다. 세포가 영양으로 가득 채워져 탱글탱글해지니 피부에 탄력이 생기고 혈색이 좋아지는 것이다.

피엠 주스는 우리 몸 세포가 필요로 하는 영양소를 NTC 공법으로 개발한 흡수력을 통해 채워 준다. 정확히 필요한 곳에 몸의 안팎에서 세포 수준으로 영양을 전달해준다. 영양소의 생체이용률을 높이는 최적화된 영양소 섭취를 지원해준다.

피엠 주스는 낱개로 포장되어 있어 매일매일 섭취하기가 편리하고 여행 때도 간편하게 휴대할 수 있다. 나는 8박 9일 해외여행을 하면서도 편리하게 피엠 주스를 섭취했다. 피엠 주스는 신체의 정상적인 에너지 생성 대사에 도움을 준다. 영양과 산소를 몸의 구석구석 멀리 떨어진 세포까지 전달해주기 때문이다. 이런 귀중한 피엠 주스를 알고 마시게 된 나는 너무 행복한 사람이다.

장이지

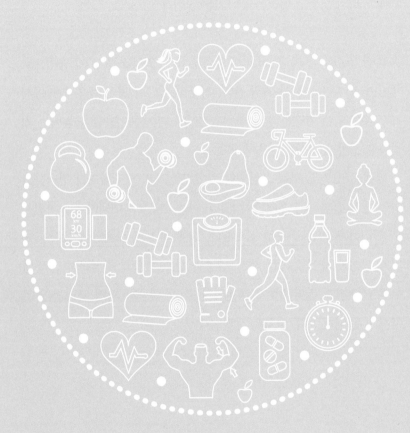

_____ 건강
리셋 _____

저는 '이것' 덕분에 수술하지 않고 하지정맥류가 좋아졌어요

보통 중년이 되면 나잇살이 붙는 거라며 두루뭉술해지는 몸매를 전적으로 나이 탓으로 돌리곤 한다. 게다가 여자들은 갱년기를 겪으면서 호르몬의 변화로 살이 찌는 거라고들 한다. 살이 뒤룩뒤룩 붙은 몸피를 늙었으니 당연하다고 받아들이기도 한다. 그러다 보면 으레 성인병이 한두 가지씩 따라붙는다. 우리 몸이 위험 신호를 보내거나 건강에 적신호가 켜지기도 한다. 모임도 많고 회식도 잦다 보니 당연히 살찔 환경이 더 많이 만들어지기도 한다. 여기에서 강조하고 싶다. 체형이 바뀌거나 살찌는 게 전적으로 나이하고만 관련된 게 아니라는걸.

내가 체형이 바뀐다는 생각을 처음 했던 것은 31세 때였다. 어느 날 옷을 입는데 예전의 느낌이 들지 않았다. 특별히 살찐 것도 아니었는데 그런 느낌이 들었다. 30대가 되니 나도 이제 늙는가 보다 생각했다.

그리고 또 한 번 정말 체형이 바뀐다고 실감한 건 2022년이었다. 나는 나이와 상관없이 다양한 패션을 즐겼다. 50세가 훌쩍 넘어서도 반바지나 미니스커트 등 취향대로 옷을 입고 다녔다. 그런데 2022년에 처음으로 내가 이제 더는 반바지나 미니스커트가 어울릴 나이도 몸매도 아니라는 생각이 들었다.

몸매가 좋다는 것은 무엇에 관점을 두고 하는 말인가? 내 생각엔 자기 몸매에 만족한다고 생각하는 사람은 10%도 안 될 것 같다. 보통 여자의 미모를 말할 때 제일 먼저 따지는 게 키인 듯싶다. 어릴 때 남자아이나 여자아이나 모두 키를 키우려 온갖 노력을 다하는 걸 보면 미루어 짐작할 수 있지 않을까.

조금 성인이 되어 여자친구가 생기거나 며느릿감이라도 온다고 하면 첫 번째로 하는 질문이 "키는 커?"라는 말 같다. 일단 키가 크면 얼굴이나 몸매는 어떻게든 커버할 수 있다고 생각하는 것 같다.

그러나 내가 보기엔 키보다 중요한 건 비율이라는 생각이 든다. 그리고 타고난 얼굴이나 몸매에 상관없이 본인의 매력을 얼마든지 키울 수 있다고 생각한다. 또한 키와 상관없이 여자를 이뻐 보이게 하는 것은 균형 잡힌 날씬한 몸매라고 믿는다. 키가 크든 작든 상관없이 일단 날씬해야 하는 셈이다. 아무리 둘러봐도 뚱뚱한 미녀를 찾기는 쉽지 않다. 살찌면 외모도 문제지만 더 크게는 건강과도 관계가 있다. 그 때문에 관리를 안 할 수 없는 것이다.

그러니 건강을 위하거나 몸매 관리를 위해서 모두 자신에게 맞는 운동을 찾아 나선다. 바쁜 하루의 일과 속에서도 기꺼이 시간을 내어 운동에 심혈을 기울인다. 그렇게 단단히 각오를 다지지만 다이어트는 생각만큼 쉽지 않다.

40대 중반, 건강검진에서 콜레스테롤 수치가 높게 나왔다. 약을 먹어야 한다는 진단까지 받았다. 콜레스테롤약은 한 번 먹으면 끊을 수 없다는 말을 들은 터라 걱정이 이만저만이 아니었다. 약을 처방받긴 했지만 일단 약 복용을 보류하고 몸을 관리해 보기로 했다. 나는 콜레스테롤 수치를 낮추려면 일단 몸의 지방을 빼는 것이 가장 시급하다고 판단했다. 다른 데 비해서 복부지방이 많았던 나는 무조건 뱃살을 빼리라 다짐했다. 뱃살은 정말 빼기가 쉽지 않았지만 말이다.

그 당시 디톡스 프로그램이 유행이었다. 무조건 살과 복부지방을 빼야 한다는 생각으로 7일간 디톡스 음료와 물만 마시며 굶기로 했다. 오로지 물만 마시며 사탕은 물론 껌도 한 번 씹지 않았다. 그렇게 오롯이 굶기를 6일까지 계속하던 나는 더는 버티지 못하고 포기하고 말았다. 더 굶었다가는 정말 건강이 치명적으로 안 좋아질 것 같은 느낌이 들어서였다. 그렇게 생으로 6일을 굶었지만 복부지방은 거의 그대로였다.

내가 아는 남자분이 한 분 계신다. 그분을 처음 봤을 때 나는 나이가 좀 있는 중후한 중년의 아저씨인 줄 알았다. 그러나 나중에 알고 보니, 내가 처음 봤던 당시 그분의 나이는 갓 마흔이었다. 원래 새치가 좀 있는데 염색을 아예 안 하고 다닌다 했다. 게다가 풍채가 좋아서 나는 그분을 중년의 신사라고만 생각했던 것이다.

그러다 1, 2년 지나서 다시 봤을 때 나는 깜짝 놀라고 말았다. 어찌

나 살을 많이 뺐는지 청년 같은 모습에 몸에는 군살 하나 없었다. 몸무게를 17킬로그램 정도 뺀 결과였다. 그것도 특별한 운동이나 식이요법 같은 처방을 받은 것도 아니었다. 오로지 혼자 식단을 조절하거나 일상적이었던 걷기, 가끔 하는 주말의 등산 정도가 살 빼기 노력의 다였단다.

역시 뚱뚱한 몸매보다 날씬한 몸매가 사람을 몇 배는 어려 보이게 했다. 그분은 외모부터 다른 사람이 되어 있었다. 그러니 외모를 신경 쓰는 남녀 모두 살부터 뺄 생각을 하는 것이다.

난 갑자기 왜 그렇게 살을 뺐는지 궁금해서 그분에게 이유를 물어봤다. 그분 대답이 살쪘을 때는 건강검진을 하면 모든 성인병 수치가 높게 나왔다고 했다. 그때 40대 초반인데 벌써 이러면 안 되겠다는 생각이 강하게 들었다고 한다. 살이 너무 찌니까 뇌에도 지방이 많이 차서인지 항상 머리가 무거웠다고 한다. 일을 붙잡고 있어도 두뇌 회전이 잘 안 되는 것 같기도 했고. 어쨌든 그분은 지금도 군살 하나 없는 몸매에 청년 같은 외모로 건강까지 잘 유지하고 있다. 먹는 것으로 늘 체중을 관리한다고 했다.

그 집 부부는 둘이 어디 식당에라도 갈라치면 식사를 2인분 시키는 게 부담스럽다고 한다. 음식 남기는 것을 너무 싫어하는데도 둘이 많이 먹지 않다 보니 2인분을 시키면 늘 남는다는 것이다. 나는 남편이나 친구들과 식당에서 음식을 시키면 배가 아무리 불러도 다 해치워야 한다는 강박관념(?)이 있었다. 그들은 그런 나와는 생각부터 달랐던 셈이다.

지금까지 살아오면서 나 또한 이것저것 운동을 해봤다. 그런데 사람마다 자신에게 맞는 운동이 따로 있는 듯하다. 운동이라고 하면 나는 좌절감부터 느끼지만 말이다. 나는 어떤 운동도 나에게 맞는다고 생각하며 1년 이상 꾸준히 해본 적이 없다.

댄스나 에어로빅같이 박자가 빠르거나 운동량이 많은 것은 아예 엄두를 못 낸다. 다른 사람들이 세 바퀴 돌 동안 겨우 한 바퀴 돌기도 바쁜 나다. 그냥 걷거나 헬스장에 가서 운동해도 될 것이다. 하지만 그또한 전혀 취미를 붙일 수 없었다.

한때는 3개월짜리 회원권을 끊고 헬스장에 운동하러 다니려고 하기도 했다. 아니나 다를까, 나는 그것도 몇 번 안 다니고 그만두었다. 당시 나는 나름 이것저것 돌아가며 열심히 기구 운동을 했다. 그런 내게 헬스장 코치님이 왜 운동은 안 하고 설렁설렁 돌아다니냐고 야단 아닌 야단을 친 것이다. 나름 운동하겠다고 열심을 부렸는데 그런 말을 들으니 좀 당황스러웠다.

아무래도 기구를 잘 다루지 못해 그런 듯싶어 그다음에는 비싼 돈들여 PT를 받기도 했다. 그러나 그렇게 PT를 받아도 효율적으로 운동하지는 못했다. 운동을 워낙 싫어했던 나는 이것저것 핑계를 대며 헬스장을 빼먹기 일쑤였다. 오히려 고민 많은 20대 트레이너의 진로상담을 해주며 시간을 보내곤 했다.

신경성 위장염을 달고 살았던 30대 때의 일이다. 당시 나는 위장약을 상복하며 썬 양배추를 싸서 가지고 다니곤 했다. 매번 가던 병원의의사 선생님은 신경성인 것 같으니 그렇게 약에만 의존하지 말라고 충고해주셨다. 스트레스를 해소할 수 있는 운동을 해보라시며 스쿼시를 추천해주시기도 했다.

병원에서 직접 추천해주는 운동이기도 하고 그 당시 스쿼시가 한창 유행이어서 나는 바로 스쿼시를 시작했다. 혼자 뛰어다니며 공으로 벽치기를 하다 보니 운동도 되고 스트레스도 풀리는 것 같았다. 스쿼시를 하면서 달고 살던 위장약을 끊게 되었다. 모든 운동이 그렇듯이 건강을 유지하는 데는 운동이 최고라는 생각이 들었다.

그러나 혼자 벽치기만 하는 스쿼시로는 운동을 계속하는 데 한계가 있었다. 같이 게임 할 정도가 되어야 더 흥미롭게 운동을 계속할 수 있을 터였다. 그런데 나는 기본적으로 공을 따라갈 만큼 잘 뛰지 못했다. 그러니 게임하는 사람들 틈에는 도저히 끼어들 수가 없었다. 역시 혼자 벽치기만 해야 했다. 그러다 무릎에 무리가 올 수도 있다는 생각에 1년이 채 안 되어 그만두고 말았다.

이렇듯 건강이든 다이어트든 운동으로 나를 관리한다는 게 내겐 참 어려운 일이었다. 중년이 아니어도 요즘 사람들을 보면 정말 다양하게 건강기능식품을 챙겨 먹는다. 어느 때는 그들이 참 똑똑하다는 생각이 들기도 한다. 내 몸은 내가 관리하지 않으면 안 되는 만큼 건강에 투자하고 건강을 잘 챙기는 사람들이 정말 현명한 것이리라.

나이가 들면서 중성지방과 콜레스테롤 수치가 걱정되었던 나는 자연요법을 하기도 했다. 매일 아침 레몬즙을 내어 미지근한 물과 섞어서 빈속에 한 잔씩 마시는 것이었다. 그렇게 두 달 정도 하다가 한 달 쉬고 또 하고…. 그 방법이 효과가 있었는지 다이어트가 좀 되었다. 건강검진을 해보면 모든 수치가 정상적으로 유지되고 있었다.

뭐든 음식으로 필요한 영양을 챙기는 것이 가장 좋다고 한다. 그러나 필요한 영양소를 필요한 양만큼 매일 챙겨서 먹는 것은 거의 불가능하다. 그러니 나이가 들수록 아니 현대인은 누구나 건강에 필요한 건강기능식품을 먹어야 하는 게 맞다. 매일 레몬즙을 마시며 독소를 제거하는 것도 좋지만 사실 이는 시간을 많이 요하는 일이다. 좋은 레몬을 떨어지지 않게 사야 하고 껍질에 남아 있는 약품도 깨끗이 씻어내야 한다. 그러느라 신경 써서 레몬을 닦아야 하니 그 수고로움 또한 크다 하겠다.

두어 달 전에 독일 피엠 주스라는 건강기능식품을 알게 되었다. 처음에는 그냥 에너지 음료거니 생각하며 달리는 체력을 보강하기 위해 마시기 시작했다. 반응이 빨라 놀라고 있는데 주스가 온몸의 혈관을 뚫는 작용을 하느라 그런 거라는 설명에 또 한 번 놀랐었다. 반응이 빠른 것도 그렇지만 이렇게 혈관의 건강 상태를 직접 알게 되니 정말 놀라울 뿐이었다.

사실 사람이 건강에 필요한 영양소를 골고루 섭취하고 혈관이 건강해서 혈류가 원활하다면 그렇게 큰 질병에 걸릴 이유가 없다. 그러니 이런 주스를 알고 먹게 된 것도 어찌 보면 행운인 셈이다.

아침에 먹는 파워칵테일은 물입자보다 작은 나노입자 가루로 되어 있다고 한다. 그래서 물이 들어갈 수 있는 우리 몸의 모든 부분에 필요한 영양소를 전달한다고 한다. 흡수율이 상당히 높은 편인 셈이다. 그렇게 파워칵테일로 영양을 채우고 액티바이즈로 불필요한 체지방을 연소시키면서 혈관 건강을 지키는 것이다.

요즘 나는 모든 영양소가 골고루 들어 있는 피엠 주스로 아침을 대신하고 있다. 그러노라면 영양분보다 몸에 에너지를 채우는 느낌이 든다. 아침에 무겁지 않게 모든 영양소를 섭취한다는 생각에 몸도 마음도 가볍다. 그리고 점심에는 액티바이즈로 오후 에너지를 채우고 저녁에는 리스토레이트를 마신다. 그런데 이것의 주원료가 레몬이다. 레몬은 디톡스 효과가 크다. 온종일 이것저것 먹어댄 우리 몸을 정화해주는 작용을 한다.

이 주스를 습관적으로 마시다 보니 안 마시면 괜히 몸에 독소가 남아 있는 것같이 느껴지기도 한다. 더불어 물도 많이 마시게 되니 이래저래 몸이 가벼워지는 느낌이다.

이렇게 피엠 주스를 챙겨 먹다 보니 특별히 다이어트를 하지 않는데도 날씬한 몸매가 유지되고 있다. 이보다 더 중요한 게 있으니 살이 빠졌다거나 기운이 없다는 느낌 없이 몸매가 날씬하게 유지된다는 것이다. 오히려 뭔가 차진 게 몸을 꽉 채우고 있는 느낌이다. 또한 원래 숱이 적고 가늘었던 내 머리카락마저 풍성해진 느낌에 놀라움을 감추지 못하고 있다.

한번은 뜨거운 드롭커피를 마시겠다며 펄펄 끓는 주전자의 물을 잘못해서 손등에 부은 적이 있었다. 사실 병원에 가야 할 정도였지만 집에서 약만 수시로 발랐다. 그런데 상처가 생각보다 쉽게 아무는 것이었다. 상처는 거의 없어졌지만 검게 데인 흔적은 어쩔 수 없이 남으리라 생각했었다. 그런데 손등을 볼 때마다 데어서 검게 된 부분이 조금씩 옅어지는 것이었다. 지금은 그마저 거의 없어진 상태다. 특별한 조치를 한 게 아니니 피엠 주스를 마신 덕분이라고밖에 생각할 수 없는 대목이다. 손등에 흉하게 남을 줄 알았던 데인 흔적이 모두 사라지다니! 정말 신기하고 놀라웠다.

우리가 먹는 것이 우리의 몸이 되는 것이다. 하체가 다소 약한 나는 하지정맥류 초기 증상이 있어 2022년부터 병원에 가봐야겠다고 생각할 정도였다. 그런데 어느 날 보니 하지정맥류가 완전히 사라져 버렸다. 말 그대로 혁명적인 일 아닌가.

아무리 오래 살아도 건강하지 않으면 의미가 없다. 건강해야 뭐든 하고 싶은 것을 하면서 살 수 있기 때문이다. 이렇게 놀라운 피엠 주스를 알고 상용하고 있으니 건강에 관한 한 크게 걱정되는 부분이 없다. 또한 날씬한 몸매가 유지되니 요즘은 더욱 젊어지는 느낌이다. 특별한 관리를 하지 않아도 얼마든지 건강하고 날씬한 몸매를 유지할 수 있으니 마음도 즐겁다. 예전엔 건강검진을 앞두고 있을 때면 좀 걱정도 되고 두렵기도 했는데 이젠 그런 두려움마저도 없어졌다. 건강을 잘 챙기면서 더 생기 있게 원하는 삶을 사는 것이 최고로 지혜로운 삶이 아닐까.

피엠 주스를 만나 불면증, 만성피로, 두통, 어지럼증이 개선되다

뭘 좀 열심히 하려고 할라치면 꼭 내 발목을 잡는 것이 있다. 체력이다. 약하게 태어나기도 했지만 어려서부터 먹는 게 부실했다. 그래서인지 늘 체력이 문제다. 물론 체력을 키우기 위한 노력을 안 한 탓도 있다. 영양이 부족하면 음식을 잘 챙겨 먹든가 아니면 홍삼 같은 건강기능식품이라도 잘 챙겨 먹어야 했다. 그런데 어쩜 그리 몸에 좋다고 하는 건 안 먹게 되는지…. 게다가 꾸준히 하는 운동도 없다. 그러니 내 체력이 약한 데 대해 누굴 탓할 처지가 아니다.

대체로 잘 먹는 사람들이 건강하다. 음식이든 건강기능식품이든 잘 챙겨 먹는 사람들이 건강하다. 나는 편식도 좀 하는 데다 몸에 좋다는 건강기능식품조차도 잘 챙겨 먹지 않는다. 그러다 보니 매번 기운이 달리고 운동도 어느 정도 할라치면 포기하게 된다. 기력이 달리니 운동을 안 하게 되고 운동을 안 하다 보니 체력이 더 약해지는 악순환에 빠진 꼴이다.

나는 해야 할 일이 있을 땐 잘 먹지도 않고 잠도 제대로 안 잘 정도로 집중한다. 그러다 일이 끝나면 '번아웃' 상태가 되기도 한다. 그러면 한동안 기력을 회복하느라 고생한다. 건강할 땐 잘 모르겠는데 한번 건강이 무너지면 어디서부터 어떻게 건강을 회복해야 할지 난감하기 이를 데 없다. 건강할 때 건강을 지켜야 한다는 건 백번 맞는 말이다.

사실 지난겨울에 일을 하나 하면서 하루를 거의 72시간처럼 살았다고 해도 과언이 아니다. 그러다 보니 입맛도 없어져 잘 먹지도 못했다. 게다가 일할 욕심에 잠도 충분히 못 잤다. 그러자 살은 살대로 축나는 데다 머리카락마저 뭉텅뭉텅 빠지는 것이었다.

그렇게 체력이 열정을 따라가지 못할 때 유튜브 〈인생라떼〉 권동희 대표님을 통해 피엠 주스를 알게 되었다. 권대표님께서는 주스와 함께 '10배로 벌려면 10배의 체력이 필요하다'라는 메모도 함께 보내주셨었다. 정말 가슴 깊이 와닿는 말이었다.

체력이 안 받쳐주면 할 수 있는 게 없다. 그때 알게 된 피엠 주스로 체력을 보강하며 일을 잘 끝낼 수 있었다. 이제 와 돌이켜 보면 그렇게 체력이 떨어진 상태에서 피엠 주스마저 없었다면 어땠을까 싶다. 내가 과연 끝까지 버텨낼 수 있었을까? 의문이 꼿꼿이 고개를 쳐드는 순간 이다.

여자들은 누구나 에너지, 즉 기력이 달리는 걸 느낄 때가 많다. 내가 어렸을 때 우리 엄마는 한 번씩 링거를 맞곤 하셨다. 알부민이라는 링거였는데 그걸 맞고 나면 바로 기운이 나셨던 것 같다. 기력이 없어 힘들 때마다 엄마는 그 링거에 의존하며 사셨다.

그런데 나도 엄마의 체력을 닮았는지 기력이 떨어져 힘들어지면 링거에 의존하곤 한다. 2022년에 엄마가 갑자기 쓰러지시곤 25일 만에 돌아가셨다. 엄마가 중환자실에 계신데도 코로나19 때문에 얼굴조차 볼 수 없었다. 결국 엄마는 의식을 찾지 못하셨다. 지금 생각해도 너무 마음이 아프고 애달프다. 가슴이 밑바닥부터 저려온다.

그렇게 엄마를 보내고 몸과 마음이 힘들었던 나는 결국 거의 탈진 상태가 되고 말았다. 그때 일주일에 네다섯 번 링거를 맞으며 겨우 회복할 수 있었다.

예전 어른들은 대체로 자신만의 만병통치약을 하나씩 갖고 계신 듯했다. 외할머니의 만병통치약은 까스활명수였다. 소화가 안 될 때 드시는 건 물론이고 머리가 아프실 때, 심지어 허리가 아프거나 치통이 있을 때도 오로지 까스활명수만 드셨다. 그리고 나면 말끔히 다 나으셨다. 참 신기한 일이었다.

우리 엄마의 만병통치약은 박카스였다. 컨디션이 안 좋을 때나 피곤하실 때 기력이 떨어져 힘이 없으시거나 머리가 아파도 엄마는 박카스를 드셨다. 덕분에 우리 집에는 박카스가 떨어지는 날이 없었다. 이런 걸 위약효과라고 부르는 것 같다. 그런데 심리적으로 작용하는 그 위약효과가 실제로 큰 효과를 발휘하곤 했다.

두통이 심해 약을 사러 가면 어떤 약사님은 "스트레스 때문에 그래요. 이거 먹으면 씻은 듯이 나을 거예요"라고 말씀하신다. 그러면 정말 머리가 씻은 듯이 낫곤 한다. 그런데 어떤 약사님은 "이 약 먹고도 머리가 계속 아프면 병원에 가서 사진 찍어 봐야 합니다"라고 겁을 주기도 한다. 그러면 약에 대한 확신이 안 서서인지 효과도 별로 없을뿐더러 웬만하면 그 약국엔 다신 안 가게 된다.

불행히도 나에겐 잘 맞는 건강기능식품도 없다. 그나마 힘들 때면 공진단이나 홍삼을 마구마구 씹어 삼키며 버텼다. 그런데 언제부턴가 매번 두통이 가시질 않았다. 알고 보니 사상체질인 나는 상체에 열이 많아서 산삼이나 홍삼, 꿀 등은 전혀 도움이 안 된다는 것이었다. 도움은커녕 오히려 해가 되는 식품들이라고 했다. 좋다고 모두에게 다 좋은 건 아닌가 보다.

기본적으로 챙겨 먹는 비타민 종류를 제외하곤 내 건강을 지킬 만한 영양제가 딱히 없었다. 그러다 피엠 주스를 알게 된 것이다. 기본적으로 먹는 3종의 영양제가 파워칵테일, 액티바이즈, 리스토레이트다. 아침엔 아침 식사 대신 파워칵테일과 액티바이즈를 섞어서 마신다.

파워칵테일은 우리 몸 세포에 필요한 모든 영양소를 채워 준다. 보통 아침 식사는 빵이나 우유 한 잔으로 대충 때우곤 했었다. 아침부터 채소에 과일을 챙겨 먹는 건 쉽지 않은 일이다. 그러다 보면 탄수화물 위주로 아침 식사를 하게 된다. 그런데 아침마다 파워칵테일로 모든 영양소를 골고루 섭취한다고 생각하니 몸이 저절로 가벼워지고 건강해지는 느낌이다.

예전에 잦은 두통과 어지럼증 때문에 종종 약을 사러 약국엘 갔었다. 그때 약사님께서 비타민B를 먹으라고 추천해주셨다. 비타민B를 따로 챙겨 먹으면서 그런 증세가 없어지고 몸이 좀 편해졌었다.

그런데 파워칵테일과 액티바이즈에 비타민B군과 셀레늄까지 충분히 함유되어 있다니 이런 식품을 찾기가 어디 쉬운 일인가. 정말 좋은 식품이 아닌가. 게다가 가루 형태로 되어 있어 물에 타서 마시기만 하면 되니 흡수도 빠를뿐더러 아주 간편하다.

오후에는 액티바이즈로 한 번 더 필요한 에너지를 채워 준다. 액티바이즈의 가장 큰 역할은 혈관을 건강하게 뚫어준다는 것이다. 나이가 들거나 식습관이나 생활 패턴에 문제가 있는 사람들은 고지혈증이나 고혈압 등을 앓는 경우가 많다. 심해지면 계속 약을 먹어야 하는 경우도 생긴다. 50대 중반인 나와 나이가 비슷하거나 심지어 나보다 어린데도 고지혈증약이나 고혈압약을 먹는 사람들이 가끔 있다. 약을 먹든, 먹지 않든 혈관 건강은 무엇보다 중요하다.

액티바이즈는 혈관을 건강하게 해주고 지방을 연소시켜주는 식품으로 오후에 에너지를 한 번 더 채워주는 역할을 한다. 사실 오후가 되면 좀 피곤하기도 하고 힘도 좀 빠진다. 그럴 때 액티바이즈 주스를 마시면 다시 에너지를 충전할 수 있다.

저녁 식사 후 잠자기 2시간 전쯤에 마시는 리스토레이트는 글자 그대로 비워 내는 과정이다. 리스토레이트에 가장 많이 들어 있는 성분이 미네랄이다. 미네랄은 우리 몸 자체적으로 생성이 안 된다. 그래서 꼭 외부에서 섭취해 채워줘야 한다. 비타민 같은 경우는 몸을 채우고 남는 것은 배출된다고 한다. 그런데 미네랄은 배출되지 않고 몸에 축적된다고 한다.

이런 미네랄은 몸속 단백질이나 지방, 탄수화물을 연소시키는 역할을 한다. 그렇게 연소한 영양소는 우리 몸의 에너지원으로 기능한다. 따라서 미네랄이 충분해야 우리가 먹는 영양소를 에너지로 만들어 힘을 쓰게 되는 것이다. 게다가 지방을 연소시켜주니 자연히 다이어트 효과도 얻게 된다. 또한 잠잘 때 나오는 멜라토닌을 활성화해 숙면하게 도와주기도 한다.

그러니 리스토레이트야말로 숙면과 피로 회복에 가장 좋은 식품인 셈이다. 꾸준히 마시다 보니 이제 습관이 되어 때맞춰 자연스럽게 갈증이 인다. 그럴 때 시원하게 리스토레이트를 마시면 정말 하루의 피로가 다 풀리는 느낌이다. 또한 충분한 영양소와 미네랄이 들어 있어서인지 예전에는 저녁 식사 후 디저트로 과일을 먹곤 했었다. 하지만 이젠 따로 과일을 먹고 싶다는 생각이 별로 안 든다.

예전엔 자다가 대여섯 번씩 잠을 깨곤 했다. 불면증에 크게 시달린 적은 없지만 자다 깨면 그다음에 잠들기가 쉽지만은 않았다. 짧은 시간이지만 불면증이 있으면 참 고통스럽겠다는 생각이 들곤 했었다. 숙면하지 못하고 중간에 여러 번 깨면 그날은 어김없이 더 피곤했다. 그랬던 내가 리스토레이트 덕분인지 요즘엔 자다가 깨는 일이 거의 없다. 리스토레이트는 피로 회복은 물론 숙면에도 큰 도움을 주는 듯하다.

바쁘게 일상을 살다 보면 큰 질병이 없음에도 늘 몸이 무겁거나 피곤하다. 이유는 기력이 없거나 피로해서다. 피로감은 조금 쉰다고 쉽게 없어지지 않는다. 피로를 푸는 시간이 피로가 쌓이는 시간을 따라가지 못하기 때문이리라. 그러다 보니 늘 피곤함에 절어 있곤 한다. 게다가 기력이 달려 겨우겨우 버티며 일하는 것도 하루아침에 해결될 간단한 문제가 아니다. 그렇게 피로가 누적되다 보면 결국 예상치 못한 큰 질병에 걸릴 수도 있으리라.

충분한 영양소로 에너지를 만들어 몸을 채우자. 그리고 매일매일 피로를 풀고 숙면하자! 이보다 건강을 지키는 더 좋은 방법은 없을 듯하다. 하루라도 건강할 때 방심하지 말고 건강을 지키는 현명함을 발휘해보자.

황근화

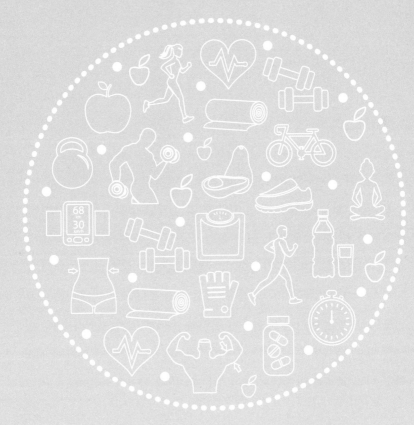

건강
리셋

탈모, 약 대신 이것 드세요!
제가 직접 체험하고 있습니다

"나는 지금 누구보다도 행복한 삶을 살아가고 있다."

이 말은 보통 근심과 걱정, 고난을 겪은 사람이 무언가를 이루거나 성취했을 때 하는 말이다. 그런데도 지금 내가 자신 있게 이 말을 할 수 있다는 사실에 나는 감사한다. 군을 제대하고 복학한 지 1년이 채 되지 않아 나는 취업하게 되었다. 사실 취업에 대한 스트레스를 받을 겨를도 없이 현재 다니는 회사에 취직해 19년째 일하고 있다. 처음 입사할 때는 회사 생활에 대한 로망이 있었다. 그런데 정작 회사에 취직하고 신입 교육을 받으면서 그 로망은 한 번에 사라져 버렸다.

나는 2004년 이 회사에 입사했다. TV를 생산하는 제조 회사의 특성상 우주복과 유사한 방진복 차림을 하고 일한다. TV에서 반도체 장비를 다루는 영상이 나올 때의 그 복장이라 생각하면 쉽게 이해될 것이다. 그러곤 클린 룸(Clean Room)이라는 청정을 유지하기 위해 분리된 공간에서 24시간 단위로 교대해 제품을 생산해 낸다.

그저 사무실 책상 앞에 앉아 전화기를 붙들고 종일 키보드를 두드리는 오피스 생활에 대한 상상은 한순간에 무너져 버렸다. 제조라인이라는 현장에서 청정을 유지하도록 만든 방진복을 입고 기계 장비들을 조작하며 제품을 생산하다 보면 땀에 흠뻑 젖기 일쑤였다.

이렇게 밤낮을 돌아가며 교대근무를 하게 되었다. 그렇게 4~5년 정도가 지날 때쯤 퇴근하고 샤워할 때면 머리카락이 한 움큼씩 빠지는 것을 느꼈다. 그래도 당시에는 대수롭지 않게 여겼다. 나는 사실 탈모가 전부 유전된다고 생각하고 있던 터였다. 그러니 탈모 유전이 없는 집안사람인 만큼 내가 그렇게 되리라고는 당연히 상상도 하지 못했다.

하지만 시간이 흐를수록 정수리 부분에서 시작해 이마까지 M자로 탈모가 심해지는 것을 느끼게 되었다. 심각성을 깨달았지만 이미 머리카락은 얇아질 대로 얇아진 상태였다. 빗으로 스치기만 해도 머리카락이 빠지는 정도가 되었다.

처음 머리카락이 빠지기 시작했을 때 나는 같이 근무하는 동료들은 멀쩡한데 왜 나만 탈모가 생겼지 하는 의문이 들었다. 가끔 근무를 마치고 나오면 땀에 젖은 머리카락을 세면대에서 물로 헹구기만 하고 제대로 말리지 않아서 그런가 싶기도 했다. 그래서 샤워 후 머리카락을 바짝 말리는 시도도 해봤다. 하지만 이미 빠질 대로 빠져 버린 머리카락은 다시 자라나지 않았다. 주변에선 이런 나를 걱정하기 시작했다. 고향에 내려가면 몇 년 만에 변한 나의 모습에 대부분 놀라는 반응을 보였다.

자연스럽게 나의 자존감은 떨어졌다. 회의나 누군가와 대화할 때면 상대방의 눈길이 항상 내 정수리에 머무는 것 같아서 속상한 마음이 앞섰다. 이후 여기저기 수소문해서 전국의 유명하다는 미용실을 다니며 두피 관리를 받기도 했다. 비싼 탈모 예방 샴푸를 모조리 구입해 사용하기도 했다. 또한 동료나 지인들이 알아봐 준 피부과에도 가보고 한약도 먹어 봤다. 혈액순환에 좋다는 스포츠 마사지까지 받으며 탈모를 예방해보려 애썼다. 적잖은 돈을 들여가면서.

하지만 모두 3~4개월 정도만 반짝 탈모 현상이 줄어들 뿐이었다. 시간이 흐르면 여전히 머리카락이 빠지곤 했다. 나는 사회생활에 적응하며 생활 패턴이 바뀌고 신체 리듬이 틀어지면서 몸에 이미 많은 변화가 생겼다는 걸 직감하게 되었다. 기본적인 것부터 하나씩 되돌려야겠다고 다짐하게 된 배경이다.

나는 술, 담배를 전혀 하지 않았다. 그래서 운동을 하거나 영양제를 먹으면 언제든 몸을 예전처럼 회복할 수 있으리라는 자신감이 있었다. 2019년에는 큰누나가 추천해준 대학병원 피부과 진료를 받게 되었다. 그곳에서 처방받은 약과 샴푸를 1년쯤 사용하자 머리가 많이 자라나는 효과가 있었다.

그렇지만 약을 하루에 꼬박 세 번씩 먹어야 했고 샴푸도 아침저녁으로 두 번씩 매일 해야 했으며 두피에 영양제를 바르고 잠자야 했다. 베개에 묻지 않게 미용실의 비닐 커버 같은 것을 쓰고 자야 했다.

그런데 그보다 중요한 문제는 따로 있었다. 아이들이 어려 함께 자야 하는데 약 냄새가 심해 결국 따로 자야 한다는 점이었다. 그러다 규칙적인 약 복용과 매일 두 번씩 샴푸하고 두피에 영양제 바르는 것을 점점 빼먹게 되었다. 결국 두피가 약해져 탈모가 다시 시작되는 걸 느끼지 않을 수 없었다.

특히 2020년에는 코로나19가 발생하면서 집에서 생활하는 시간이 많아졌다. 사내 헬스장도 폐쇄되어 1년여 동안 다니지 못하게 되었다. 체중은 다시 불어났고 두피에는 기름기가 더 많이 끼었다. 탈모가 다시 시작되면서 자신감은 더 떨어졌다. 누굴 만나도 불안한 감정을 감출 수 없었다.

그러다 2022년 코로나19가 잦아들 때쯤 회사 내의 헬스장이 다시 문을 열었다. 회원 등록을 하고 업무를 마치고 나면 저녁 시간을 활용해 40분씩 꾸준히 운동했다. 다른 운동보다 두피로 전달되는 혈액순환을 돕도록 어깨운동을 많이 했다. 러닝머신으로는 경보 수준으로 20분씩 걷는 워킹 운동을 했다. 그러곤 보통 거꾸리라 부르는 물구나무서기 운동기기로 3분 정도 몸을 뒤집은 채 피를 순환시키며 마무리했다.

그렇게 헬스장에서 6개월쯤 운동하니 다시 체중이 4킬로그램 정도 빠졌다. 그러곤 새로운 부서로 발령받은 나는 효과를 많이 봤다는 경험자에게 탈모 예방약을 추천받아 다시 복용하기 시작했다. 3개월이 지나면서 약해진 모발은 빠지게 되고 건강한 모발이 다시 자라나기 시작했다.

많은 병원을 돌며 약들을 추천받고 진료도 받아봤지만 결론은 항상 매일 꾸준히 노력해야 한다는 것이었다. 호르몬에 변화를 주는 성분들이 있어서 그런지 가끔은 기력이 떨어지는 것을 느끼기도 했다. 나는 꾸준히 약만 먹는다고 탈모가 회복되지는 않을 거라는 걸 알고 있었다. 유전적으로 탈모가 생기는 것도 아니란 걸 스스로 증명한 셈이기도 했다. 건강만 되찾으면 두피 건강도 얼마든지 되찾을 수 있겠다는 자신감을 가지게 된 배경이다.

이런 와중에 노후를 고민하며 책 쓰기라는 자기계발 강의를 듣게 되었다. 그곳에서 여러 사람을 만나면서 자연스레 건강 관련 이야기도 나누게 되었다. 나는 몸이 좋은 사람들은 운동 말고도 꼭 챙겨 먹는 영양제가 있으리라 생각했다. 그래서 건강 이야기가 나올 때면 궁금하던 것을 물어보다 피엠 주스를 소개받게 되었다.

사실 나는 한약도 좋아하고 배즙이나 사과즙 같은 과즙 또한 좋아한다. 그 때문에 피엠 주스를 소개받았을 때도 시음에 전혀 거리낌이 없었다. 피엠 주스는 늘 먹던 비타민 음료처럼 입안에 퍼져나갔다. 나는 건강에 투자한다고 생각하며 3개월 치를 구매해 먹게 되었다. 지금은 아내와 아이들도 함께 피엠 주스를 마시고 있다.

피엠 주스를 먹은 지 3개월이 지날 무렵부터 나는 매일 복용하던 탈모 예방약을 2~3일에 한 번씩으로 횟수를 줄여나갔다. 더불어 피엠 주스 마시기와 운동을 병행하면서 두피가 더 깨끗해지고 탈모가 줄어들었음을 느끼게 되었다. 지금은 탈모 예방약을 일주일에 한 번만 복용하고 있다. 피엠 주스 중 매일 저녁에 마시는 리스토레이트가 체내 독소와 노폐물을 제거해주고 모발과 피부, 손발톱을 건강하게 유지해주는 성분을 갖고 있음을 알게 되었기 때문이다.

비슷한 약을 여러 가지 먹기보다 하나로 통일해 어떤 것이 내 몸에 맞는지 시험해 보고 싶은 욕심이 생겼다. 그래서 7개월이 넘도록 피엠 주스만 마시고 있는데 탈모가 사라져 버렸다. 지금은 주변에서 기적이라고 말할 정도로 풍성한 머릿결을 유지하고 있다.

10년이 넘도록 나를 괴롭혀 온 탈모를 어떻게든 극복하고 나의 젊은 시절 모습을 되찾고 싶다는 간절한 바람이 있었다. 그래서 병원과 미용실, 스포츠 마사지숍 등 전국을 누비며 탈모 예방법을 알아내려 노력했었다. 그 노력이 이제 피엠 주스를 만나면서 결실을 보고 있는 게 아닌가 싶다. 그동안의 힘듦을 견뎌낸 나 자신이 자랑스러울 뿐이다.

집안에 유전적 탈모는 없다는 확고한 신념과 긍정적인 생각. 그리고 해마다 발전하는 의학을 통해 어떻게든 탈모를 극복할 수 있을 거라는 믿음. 그런 생각과 믿음을 가지고 생활해 온 보람을 느낀다.

지금은 그저 집에서 편하게 몇 개월 치 피엠 주스를 주문하고 있다. 택배로 받은 그것을 하루 세 번 물에 타서 먹는다. 그야말로 혁신적이고 간편하고 획기적인 건강기능식품의 발전이 아닐 수 없다.

아는 만큼 보이고 보이는 만큼 누리게 된다는 신념으로 내 경험을 다른 이들에게 전해주고 싶다. 나처럼 오랫동안 스트레스받으며 시간을 낭비하지 않았으면 하는 바람이다. 나도 다시 찾은 내 모습을 보며 자신감을 가지고 행복한 삶을 살아가려 한다. 나에게 닥쳤던 시련을 통해 내가 얼마나 긍정적으로 생각하고 받아들이느냐에 따라 결과가 달라진다는 걸 뼈저리게 느꼈다. 피엠 주스를 만나 새롭게 시작하게 될 내 인생의 후반전이 더욱 기대된다.

그래서 전,
독일 피엠 주스를 마십니다

누구나 한 번쯤 근육질과 S라인 몸매를 만들고 싶은 소망을 가져봤을 것이다. 나도 그중 한 명이다. 학창 시절 축구나 달리기 같은 운동 종목엔 자신이 있었다. 하지만 헬스처럼 정해진 공간 안에서 오랜 시간 운동하는 것은 적성에 맞지 않았다. 답답함 때문이었던 것 같다. 더 솔직히 말하자면 장시간의 운동을 통해 굳이 몸을 만들어야 할 필요성을 느끼지 못했다.

앞서 사회생활 하면서 시작된 탈모 경험을 이야기했었다. 그런데 이와 함께 찾아온 신체의 변화가 하나 더 있었다. 바로 비만이었다. 당시 어깨가 넓은 나는 겉으로는 살이 많이 쪄 보이지 않았다. 하지만 사회생활을 시작할 때는 68킬로그램이었던 몸무게가 몇 년 새 80킬로그램을 넘어설 정도로 불어났다. 2년에 한 번씩 받는 건강검진에서 복부

비만이란 결과가 나오는 건 당연한 일이었다. 교대근무로 생활 리듬이 깨져 신체에 많은 변화가 일어났다는 것을 그때는 미처 알지 못했다.

회사에 입사하고 몇 달간은 업무를 배우느라 바빴다. 보통 회사원들과 다름없이 아침에 출근하고 오후에 퇴근하는 일상을 보냈다. 하지만 생산 장비가 어느 정도 모습을 갖추고 가동을 시작하면서 교대근무라는 새로운 근무 시스템을 경험하게 되었다. 일주일은 아침에 출근하고 다음 일주일은 저녁에 출근했다. 밤낮이 바뀌는 근무 패턴이 연속되었다.

그러다 보니 남들이 밥 먹는 시간에 맞춰 세끼를 먹을 때도 있지만 밤을 지새우는 야간 근무가 있는 날은 달랐다. 야식을 먹고 현장으로 나가는 일이 다반사였다. 밤을 지새우고 날이 밝아 퇴근해 오면 아침밥은 먹는 둥 마는 둥 대충 해결하게 되었다. 피곤한 몸을 이끌고 기숙사에 들어서면 씻자마자 잠드는 패턴이 몇 년 동안 이어졌다.

지금 생각해보면 평소 경험하지 못했던 교대근무라는 시스템이 생활 패턴을 바꾸면서 신체의 리듬이 깨졌던 것 같다. 당시는 피로와 업무 스트레스로 탈모까지 겪는 상황이었다. 그래도 건강관리를 해야겠다는 생각까지는 하지 못했다. 퇴근하면 피로에 절어 잠을 청하는 일이 다반사였고 식사는 때와 장소를 가리지 않고 해결했다.

회사 생활에서 빼놓을 수 없는 회식 문화도 비만이 되는 데 한몫했다. 단체생활에서의 소통을 강조하는 분위기에 근무 후 매월 한 번 정도는 다 함께 모여 회식 자리를 갖게 되었다. 그렇게 업무 스트레스와 피로를 푸는 시간을 가졌다.

20대에 회사 생활을 시작해 불혹이 되었을 땐 몸도 서서히 나이에 반응하는 것 같았다. 아침 일찍 출근하는 날이면 알람 소리를 듣지 못해 지각할 때도 있었다. 야간 근무를 오래 하다 보니 가끔 몸이 좋지 않아 몸살약을 먹고 쉬는 날도 있었다.

교대근무를 하다 보면 하루하루 시간이 참 빨리도 흘러간다. 남들이 출근할 때 퇴근하고 남들이 잠자는 시간에 출근하는 밤낮이 바뀐 생활에 익숙해지니 날짜의 개념이 없어지기도 했다. 주변에서는 병원에 다니며 약을 처방받거나 영양제를 복용하는 동료들이 하나둘씩 늘어나기 시작했다. 사실 약을 먹어도 꾸준한 운동과 관리를 겸해야 건강이 유지된다는 걸 모르지 않는다. 그러면서도 약에 의존하며 하루하루를 버텨내는 모양새였다.

나도 비타민이나 유명하다는 영양제를 사 먹기도 했다. 하루 한 끼 정도는 샐러드를 먹으면서 음식량을 조절하기도 했다. 그러나 운동 없이는 신체의 변화를 기대할 수 없었다. 회사 헬스장에 등록해 놓고도 바쁜 업무를 핑계하며 일주일에 한 번도 가지 않기도 했다. 그런 나를 보며 내 의지가 약하거나 운동 시간이 아까워 그러는 건 아닌지 가끔 후회가 나곤 했다.

나는 특단의 조치를 취했다. 산책만으로도 운동이 된다는 건 누구나 알고 있는 사실이다. 나는 하루에 만 보 이상을 걷겠다는 목표를 세웠다. 그리고 평소의 출퇴근길이나 회사 내에서 늘 다니는 길이 아닌 다른 길로 돌아가곤 했다. 계단을 이용해 다니는 것도 즐겼다.

회사 생활 10년이 넘어가면서 연애도 하게 되었다. 이어 결혼을 준비하면서 다이어트에 대한 고민이 다시 생겼다. 평생 처음이자 마지막으로 경험하는 웨딩사진 촬영이 눈앞에 닥친 것이다. 목숨 걸고 다이어트를 해야만 하는 상황에 직면한 것이다.

그동안은 교대근무를 버텨내려면 영양분을 많이 섭취하고 여러 음식을 골고루 먹어야 한다고 생각했다. 나름의 핑계를 대며 이것저것 많이 먹는 나 자신을 합리화해왔다. 그러다 보니 몇 달 만에 목표한 체중으로 감량한다는 게 여간 힘든 일이 아니었다. 그래도 이번 기회에 다이어트를 통해 몸의 균형을 찾는 데 성공한다면 더 자신감에 찬 내 모습을 발견할 수 있으리란 기대도 있었다.

80킬로그램이 넘던 체중이 사내 헬스장의 점심시간 활용 다이어트 프로그램에 참여한 지 한 달 만에 78킬로그램까지 줄었다. 당시 앞 숫자가 7로 바뀌니 뿌듯함과 함께 더 감량할 수 있겠다는 자신감마저 생겨났다. 그렇게 3개월 정도 꾸준히 운동하자 체중을 76킬로그램까지 줄일 수 있었다.

그러다 근무형태가 2교대로 바뀌면서 결국 헬스장과 멀어지게 되었다. TV나 미디어 매체를 통해 운동 마니아인 연예인들이 날마다 운동하는 모습을 보기도 했다. 그럴 때면 왜 굳이 피곤하게 매일 운동할까? 의문이 들 때가 많았다. 그러다 헬스장에 일주일쯤 안 나갔는데도 그 이유를 바로 알 수 있었다. 무엇이든 꾸준함이 필요하다는 것을 이 시기에 뼈저리게 깨닫게 되었다.

운동을 통해 살을 빼거나 근육을 만들어 건강을 유지하는 건 누구나 도전할 수 있는 일이리라. 이제 마흔이 넘은 나이이니 나도 무리하게 운동하기보다는 집 안에서 할 수 있는 간단한 운동이라도 꾸준히 해야지 싶다. 그게 최고의 다이어트가 아닐까 생각한다.

2022년부터 책 쓰기 강의를 들으면서 많은 작가님을 만나게 되었다. 그러면서 정말 운동 외에도 먹는 음식과 식단 조절이 얼마나 중요한지 느꼈다. 특히 저녁 식사 이후에는 물도 먹지 않겠다는 각오로 음식 조절에 나서야 한다는 것도 알게 되었다. 솔직히 나는 저녁 8시 이후라도 허기가 지면 냉장고에서 이것저것 먹을 걸 찾아 먹는 게 습관이었다. 이 부분이 정말 중요한 다이어트 포인트라는 걸 깨달은 것이다.

40대에 접어들면서 캡슐 형태가 아닌 한약처럼 한 번에 들이켜는 즙 형태의 영양제를 자주 먹었다. 알약은 물과 같이 먹어도 왠지 목에 걸려 있는 느낌이 들 때가 많았다. 그러다 보니 배나 사과즙, 마늘이나 양파즙 등 먹기 편한 건강 즙을 자주 찾게 되었다. 하지만 운동도 하지 않는데 건강 즙을 마신다고 살이 빠지거나 근육이 튼튼해지기는 만무했다.

이런 고민의 와중에 책 쓰기 강의를 하시는 대표님의 추천으로 피엠 주스를 알게 되었다. 개별 포장되어 한 포씩 물에 타서 먹기만 하면 되는 주스였다. 정말 편하다는 생각이 드는 데다 내 마음을 움직인 건 따로 있었다. 56가지의 과일과 채소, 허브 등에서 추출한 물질로 만든 주스라 과일즙 먹듯 마실 수 있다는 게 너무 좋았다.

약도 먹는 방법이 편할수록 더 찾게 되는 것 같다. 나이가 들면 점점 먹는 약 종류가 늘어나는 걸 주변에서도 많이 봐왔던 터다. 간편하게 먹을 수 있는 피엠 주스가 정말 좋았던 이유다. 하루 세 번 전용 텀블러에 물의 양을 맞춰 타 먹기만 하면 되니까.

무엇보다 중요한 건 식단이 조절된다는 것이었다. 피엠 주스를 먹은 후로는 일절 군것질하지 않게 되었다. 하루 3~4잔 마시던 커피도 한 잔만 마실 수 있게 되었다. 운동은 하루 만 보 정도 걷는 방법을 택했다. 특히 저녁 8시 이후에는 음식 섭취 없이 피엠 주스로 하루를 마무리했다. 그러자 체중은 줄고 평소보다 피로함을 덜 느끼는 효과를 보게 되었다.

피엠 주스를 먹고 3개월이 지나자 얼굴색부터 변화하기 시작했다. 주변에서 얼굴색이 좋아졌다는 말을 자주 듣게 되었다. 헬스장을 다니는 것도 아닌데 배가 들어가고 체중은 다시 앞자리에 7이란 숫자를 보이기 시작했다.

피엠 주스를 먹으면서 느낀 것은 다이어트하겠다고 무조건 헬스장을 찾아 운동하는 것이 정답은 아니라는 것이다. 그보단 평소 내가 먹는 음식의 종류를 확인하고 식단 조절부터 시작해야 한다는 것을 느꼈다. 헬스장에서도 무작정 무거운 걸 들어 올리거나 러닝머신에서 뜀박질하는 게 정답은 아니다. 내 체중이 무릎이나 팔목에 무리를 가할 수 있기 때문이다. 대신 가벼운 것부터 들어 올리고 천천히 걷거나 뛰는 게 더 도움이 되었다.

"미래의 의사는 환자에게 약을 처방해주기보다 환자가 자신의 체질과 음식, 질병의 원인과 예방에 관심을 가지도록 해야 할 것이다"라고 토머스 에디슨(Thomas Alva Edison)은 말했다. 이 명언처럼 나는 내 몸에 맞는 운동법을 찾아내고 6개월간 하루도 빠짐없이 피엠 주스를 마셨다. 그러면서 이제야 음식량을 조절해 체중을 유지하는 방법을 터득한 듯하다.

내 몸은 내가 잘 안다. 누구도 나의 건강을 책임져주지 않는다. 그 사실을 깨닫고 나자 스스로 건강을 관리하는 게 노후 준비의 첫 번째 단계가 아닐까 하는 생각이 들었다. 나이가 들수록 여러 종류의 약을 매번 바꿔 먹는 데 부담을 느낄 수 있다. 대신 나는 한 번에 편하게 먹을 수 있는 피엠 주스를 선택하게 되었다. 그럼으로써 믿을 수 없는 신체의 변화도 겪게 되었다. 나에겐 이미 건강한 노후가 보장된 것이란 확신이 든다.

장주완

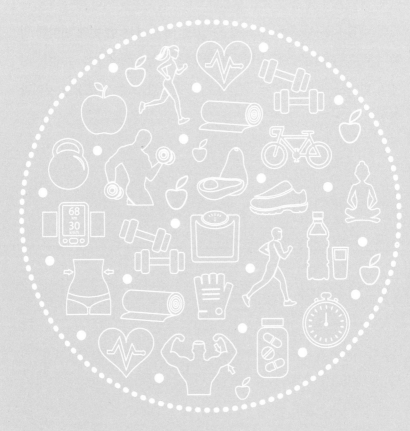

건강
리셋

어디서나 간편하게
건강 챙기는 마법의 주스

나는 대학을 졸업하고 첫 직장에서부터 비정규직, 일용계약직으로 일했다. 그렇게 기간이 정해져 있는 계약직 근로자로서 계약 기간에 유용하게 쓰였다. 그리고 기간이 다 채워지는 순간 일회용품 버려지듯 퇴사해야 했다.

고향이기도 한 철강 도시 포항에서 자란 만큼 나는 철강공장에 들어가야겠다고 생각했다. 대졸자지만 대기업 현장직에 지원해도 탈락이라는 쓴맛을 보기 일쑤였다. 나는 남들처럼 평범하게 돈을 벌기 위함인데 중소기업이면 어떻고 대기업이면 어떻겠냐 생각했다. 그렇게 하향지원해 중소기업에 입사했다.

그런데 이번에는 기업주의 과도한 부채로 인해 기업부도라는 쓴맛을 보게 되었다. 나는 또 다른 일자리를 찾아 타향살이도 마다하지 않앉다. 각 지역으로 일자리를 찾아 나섰다. 그렇게 매번 중소기업에 다니면서 부도와 폐업, 협력사 퇴출이라는 여러 가지 아픔을 겪었다. 나는 고향인 경북 포항에서 시작해 서울로 경남 밀양으로 울산으로 경북 경주 그리고 다시 포항으로 떠돌았다.

이렇게 포항에서 시작해 다시 포항으로 돌아오기까지 10년이라는 긴 시간이 걸렸다. 그 세월 동안 나는 각 지역의 여러 기업을 거쳤다. 그러면서 직장 동료들과 잦은 술자리도 가졌었다. 힘든 일 하느라 고생했다고 한 잔, 스트레스 풀자고 한 잔, 회사 단체 회식이라며 한 잔, 회사 기숙사에서 사는 사람들끼리 한 잔. 기업체들의 부도와 폐업, 협력사 퇴출 등 직장을 잃었다는 아픔을 핑계 삼아 한 잔씩 걸치곤 했다.

직장에서 나는 늘 막내였다. 당연히 직장 선배·동료들의 심부름은 내 차지였다. 그래서 술자리에서 빠져나올 수가 없었다. 자랑은 아니지만 그러면서 나도 자연스레 주량이 늘어난 것 같다. 주량이 늘면서 뱃살도 함께 늘었다. 뱃살이 늘어난 또 다른 이유에 교대근무로 인해 불규칙적이고 짧은 시간 안에 식사를 마쳐야 하는 환경도 한몫했을 것이다.

12시간 맞교대(2교대)에는 한 시간이라는 식사시간이 정해져 있었다. 하지만 빨리 먹고 휴식시간을 갖고 싶어 급하게 식사하는 습관이 만들어졌다. 삼교대 근무 시는 식사시간 이후 휴식이 아닌 업무를 계속해야 했다. 생산품이 끊임없이 만들어져 나오는 만큼 급하게 식사하고 빠르게 업무에 복귀해야 했다. 이렇게 불규칙적이고 짧은 시간에 식사를 마치는 습관이 살이 찐 원인 중 하나가 된 듯하다.

지금 생각해보면 짧은 시간 안에 급하게 먹는 식습관과 잦은 음주로 인해 내 간장은 늘 힘들어하고 있었던 것 같다. 간장이 힘들어할 때면 눈으로도 자극이 왔다. 눈앞이 자주 흐려지는 현상이 나타난 것이다. 눈이 자꾸 나빠지고 있는 걸까?

나이를 한 살 더 먹을 때마다 건강이 걱정되는 것은 사실이다. 다양한 종류의 비타민, 영양제 같은 건강기능식품에 관심이 가게 마련이다. 나 또한 인터넷, 홈쇼핑, 약국 진열대 등 건강기능식품을 다루는 매체에 관심을 두게 되었다.

수많은 영양제, 건강기능식품을 살펴보다 보면 눈과 간장뿐만 아니라 혈관, 뇌, 위, 장, 호르몬 등 신체 각 부위에 들어맞는 제품들을 섭취하고 싶어진다. 손을 뻗어 제품의 효능, 효과를 읽어보고 내려놓기를 반복한다. 다양한 건강기능식품을 모두 섭취하고 싶지만 언제나 가격이 너무 부담된다.

2023년 3월 7일 화요일, MBA 성공학 강사 권동희 대표와 미팅을 했다. 이분은 나에게 자기계발을 꾸준히 하도록 동기부여 해준 분이다. 지금껏 작가 활동을 하면서 부족하고 미흡했던 부분을 다시 보강하게 해준 분이다.

대략 2시간 정도의 미팅을 마치고 나자 권동희 대표가 피엠 주스를 추천해주었다. 다이어트 효과도 누리고 건강도 챙기라면서. 그러곤 물 180밀리리터를 담은 종이컵에 '피엠인터내셔널코리아'라는 회사의 제품인 파워칵테일 한 포와 액티바이즈 세 스푼을 타주며 한 잔 마셔보라고 했다. 56가지의 유기농 과일, 채소가 들어가 있어 식이섬유가 풍부하고 유산균, 종합비타민군 등이 함유되어 혈액순환, 에너지와 활력 증강, 혈중 산소공급을 높여주는 주스라는 소개와 함께 많은 선후배 작가들이 이미 마시고 있다는 말씀도 덧붙였다.

피엠 주스를 한 잔 받아 들고 색깔을 보니 당근 주스처럼 주황빛을 띠었다. 주스 향도 독하거나 전혀 거부반응을 일으키지 않았다. 주스 라고 하니 맛도 거부반응을 일으키지 않겠지, 하며 맛보기로 한 모금을 마셔봤다. 심하게 새콤하지도 달지도 않았다.

나는 "으음~, 맛 좋은데요!" 하며 남은 주스를 마저 마셨다. 그러곤 종이컵에 남은 한 방울까지도 깔끔하게 마셔 버리려고 생수를 조금 따른 후 종이컵을 흔들어 깨끗하게 비웠다.

피엠 주스를 마시고 나서 곧바로 몸이 좋아지는 반응들이 일어났 다. 흡수가 그만큼 빨리 된다는 뜻이리라. 시간이 조금 지나자 이 반응 들은 가라앉거나 없어졌다. 권동희 대표는 피엠 주스로 다이어트도 하 고 건강도 같이 챙겼으면 좋겠다며 구입 방법을 알려 주었다.

나는 그렇게 알게 된 피엠 주스를 꾸준히 마셔보기로 했다. 그날로 회원 가입하고 주문을 넣었다. 대표님은 주문한 제품이 도착하기까지 1~2일 정도 걸린다며 그동안 마실 아침 주스와 저녁 주스를 몇 포 더 지퍼백에 소포장해 자료들과 함께 챙겨 주었다.

이 글을 쓰고 있는 지금까지 나는 6주째 꾸준히 피엠 주스를 마시 고 있다. 그동안 여러 가지 몸이 좋아지는 크고 작은 반응을 겪었다. 나는 먼저 피엠 주스를 마시기 시작한 작가들과 소통하면서 내게 나 타나는 반응을 이야기해주었다.

2023년 2월 4일 안과에서 안구검사를 했을 때 눈물이 적은 편으로 안구건조증이 있다고 했었다. 그런데 피엠 주스가 눈가를 촉촉하게 만들어주어 독소도 빼내고 안구건조증도 해결했으니 일거양득의 효과를 본 셈이다.

나는 몇 해 전쯤 한때 유행했던 S회사의 디톡스 제품을 구입해 섭취해 본 경험이 있다. 섭취 방법에 따라 먹으면 효과는 있었지만 비용이 문제였다. 종류도 다양해서 챙겨 먹기가 너무 번거로웠다.

하지만 피엠 주스는 한 번에 챙겨 먹기 좋게 소포장 되어 있었다. 금액적으로도 큰 부담이 되지 않는 선에서 판매되고 있었다. 독일 피엠사 제품의 종류는 다양하다. 그중 기본 3종 제품만 챙겨 먹어도 효과를 볼 수 있다고 한다. 다른 작가들은 나보다 빨리 시작해 복용한 지 몇 개월 이상 되었다고들 한다. 하지만 조금 늦게 시작한 나도 꾸준히 마시면 시간문제일 뿐 건강과 체력에 10배의 법칙을 적용할 수 있을 듯했다.

나는 5년 전쯤부터 간장질환용제를 처방받아 복용해왔다. 건강검진 혈액검사 결과에서 간기능 수치가 높다고 하는 내과 진료 요망이 나온 것이다. 나는 집 근처 의원을 방문해 혈액검사를 다시 받아봤다. 건강검진 결과처럼 똑같이 간 수치가 높게 나왔다. 그때 약을 처방받아 먹어야 한다는 이야기를 듣고 놀란 기억이 난다.

나는 "가슴, 배 어디도 아프지 않은데 꼭 약을 먹어야 하나요?"라고 물어봤다. 간장은 아프다는 표시가 나지 않는 장기라는 대답이 돌아왔다. 한 달분 약을 처방받아 꾸준하게 복용하고 한 달 뒤 다시 혈액검사를 해봤다. 약을 좀 더 복용해야겠다는 의사 선생님의 소견이 있어 한 달씩 꾸준히 진료와 처방을 받아왔다. 더불어 약 복용만으로는 부족하니 음식도 조절하고 운동도 하라는 권장 사항도 들었다. 맵고 짠 자극적인 음식과 음주는 자제해야 한다고도 했다.

비정규직으로서 사회적인 정책과 여의치 않은 직장 사정으로 부도와 폐업, 협력사 퇴출이라는 겪지 않아도 될 일들을 여러 번 겪었다. 그로 인한 심정적인 불안함과 스트레스를 쉽게 떨칠 수 없었나 보다. 마음의 병을 이겨내지 못하고 영양소보다는 독소를 보충하다 보니, 신체적인 병으로 나타난 것이다.

그렇게 간장이 나빠지면서 눈 건강에도 조금씩 영향을 받고 있었던 것 같다. 그때 피엠 주스를 마시기 시작하면서 간장질환용제와 함께 복용하게 되었다. 그런데 약제와 동시에 피엠 주스를 복용하면 어느 쪽의 효능, 효과로 간 건강이 좋아졌는지 알 수 없을 터였다. 나는 약제를 더는 처방받지 않았다.

아직은 6주밖에 되지 않아서 혈액검사를 통해 간 수치를 확인해보지는 못했다. 하지만 눈앞이 흐릿한 현상은 피엠 주스를 마시기 전보다 확실히 좋아졌다. 간 건강이 좋지 않으면 피로가 쌓여 풀리지 않는다고 한다. 그런데 독일 피엠사의 기본 3종 제품인 파워칵테일, 액티바이즈, 리스토레이트를 규칙적으로 마시면서 몸이 점차 좋아지고 있다는 것을 몸소 느끼고 있다.

피엠 주스를 마시기 시작하고 난 후 새로 혈액검사를 받아 그 결과를 올리고 싶었지만, 일정을 맞추지 못한 관계로 새 결과는 올리지 못

한다. 하지만 기회가 되면 확실히 더 좋은 결과와 모습의 실물을 당당히 드러내 보일 것이다.

나는 꾸준히 피엠 주스를 마시면서 건강혁명을 이뤄낼 것이다. 또한 이렇게 선한 영향력을 나 혼자만 느끼고 즐기는 게 아니라 수많은 사람에게 전하고 싶다. 공동 저자로서 이 책에 함께 참여하게 된 이유 중의 하나이기도 하다. 피엠 주스를 안 마셔 본 사람은 있어도 한 번만 마시고 끝낸 사람은 없다.

과민성대장증후군,
약 먹지 않고 좋아졌어요!

2009년 사회에 첫발을 내디디며 나는 안정적인 직장을 찾아다녔다. 하지만 OO사회정책이니 OOO대통령 정부니 하며 취업전선은 희망적이지 않았다. 나는 비록 지금은 비정규직이지만 경력을 쌓으면 훗날 더 좋은 일들이 있으리라 굳게 믿었다.

나는 심해해양생물을 연구하는 기관에서 비정규 계약직으로 일하기 시작했다. 그렇게 2년이라는 계약 기간 끝에 주어진 것은 계약이 만료되었으니 타 직장을 알아보라는 통보였다. 나는 사람임에도 이 순간만큼은 재활용품처럼 분리수거 되는 기분이었다.

정신을 차린 나는 나 하나쯤이야 먹고살 수 있게 해줄 회사가 어딘가에는 있겠지 희망을 가졌다. 무일푼, 무스펙 흙수저인 나는 객지를 떠돌며 방황도 했었다. 그게 싫어서 나이가 한 살이라도 적을 때 본격적으로 일을 시작해야겠다고 마음먹으며 철강회사 현장기술직에 도전했다.

그렇게 중소철강회사에 입사하게 되었다. 그러기까지 쓰라린 아픔을 겪어야 했지만 말이다. 중소회사에서는 간판뿐이긴 하지만 대학을 나왔으니 안 되고 전공이 안 맞아서 안 되고 20대 후반 30대 초반인 내 나이가 많아서 안 된다고 했다.

나는 부산에 있는 부경대학교 수산과학대학 수산해양생명과학과군 양식학과를 졸업한 스펙(?)밖에 없다. 그냥 지방대학을 간신히 졸업해 허울 좋은 대학 간판만 지녔을 뿐인데 이것도 스펙이라 할 수 있을까? 토익, 토플, 전공 관련 기사, 산업기사 자격증, 국가고시, 석·박사 같은 스펙은 아쉽게도 전혀 없었다. 그마저도 대학을 나왔다는 이유로 지원 불가나 탈락 사유의 대상이 되다니 억울할 뿐이었다.

어렵사리 입사한 중소기업은 경남 밀양에 있는 스테인리스 파이프를 만드는 공장이었다. 고충을 겪으며 힘들게 입사한 만큼 회사에 대한 내 애착은 컸었다. 철강회사로서는 첫 번째 직장이라 정말 열심히 일하고 배워서 이 분야의 최고가 되겠다는 마음뿐이었다.

파이프 공장의 꽃은 조관공정이라 일컬어진다. 나는 조관공정 파트에서 근무하면서 티그 자동 용접을 알게 되었다.

조관공정을 잠깐 소개하면 이렇다. 먼저 스켈프코일을 언코일러에 걸어 가동하면 코일이 풀리며 롤을 통과하고 성형되어 접합부가 자동 용접된다. 그리고 나면 비드 폴리싱으로 용접 부위의 거친 부분이 제거되면서 매끄러운 파이프관이 된다. 그것을 열처리한 후에 정형(구경교정) 작업을 거치고 파이프 길이에 맞춰 절단하면 1차적인 파이프가 만들어진다. 이 파이프들이 후공정으로 넘어가면 직선도 교정작업을 하고 검수한 후 마킹과 포장을 한다. 그러면 완성된 파이프가 생산되는 것이다.

이런 파이프들은 배관용, 구조용, 튜브관으로 쓰이는데 내가 생산한 파이프는 대부분 배관용 원형 파이프였다.

이 회사는 경남 양산에 있다가 경남 밀양으로 공장을 확장 이전했다고 했다. 중소기업이지만 공장건물도 꽤 컸다. 사무동, 공장동, 기숙사 모두가 새로 지은 새 건물이라 좋았다. 타지에서 직장생활하는 만큼 나는 회사 내 기숙사에서 숙식을 해결했다.

나는 공장을 확장 이전하고 근무하게 된 초창기 멤버라고 했다. 직원들 대부분이 타향살이하는 만큼 회사는 복지 차원에서 2식을 제공해주었다. 큰돈 들어가는 부분을 회사에서 절감해주니 나는 더욱 성실하게 열심히 일해야겠다고 마음먹었다. 그리고 나 자신의 미래의 꿈을 그리기 시작했다. 누구나 꿈꾸는 평범한 꿈이었다. 열심히 일해 돈 벌고 그 돈을 악착같이 모아 집, 자동차, 미래의 가족을 만들겠다는 평범한 청년의 꿈이었다.

그렇게 평범한 삶을 꿈꾸며 일한 지 3개월 만에 청천벽력 같은 일이 일어났다. 회사 사업주는 공장을 확장 이전하면서 기업대출을 받았다고 했다. 그런데 기업대출을 정상적으로 받으면 한도가 낮으니 한도를 높이려고 서류조작을 했다는 것이었다. 과도한 부채 탓에 원금은커녕 이자도 못 갚다 부도가 난 것이었다.

당시 나는 제날짜에 제대로 급여를 받아 본 적이 없었다. 급여가 매번 며칠씩 늦어진다는 이야기는 들어서 알고 있었다. 하지만 출하된 완제품의 대금을 소비처에서 늦게 송금해 그런가보다 정도의 의심만 했을 뿐이었다. 회사 전체가 부도처리 되어 풍비박산 날 거라고는 상상도 못 했었다.

여느 때와 다름없이 파이프를 잘 생산해내고 있던 어느 날이었다. 정장 차림의 한 남자가 호이스트 크레인에 걸린 코일을 당장 내려놓고 리모컨을 이리 내놓으라고 하는 것이었다. 그렇게 몇 분이 지나고 호이스트 크레인 업체, 기계설비 업체, 코일과 파이프 납품업체 등에서 자기 물건들을 찾아가겠다며 모든 조업을 중단시켰다. 순식간에 모든 기계와 호이스트 크레인이 공장건물에서 철거되었고 코일과 파이프도 한순간에 사라졌다. 마지막에는 은행권 직원들이 찾아왔다. 그들은 회사 직원들 본인 물건 외에는 이 공장에서 아무것도 가지고 갈 수 없다고 공지하는 것이었다. 회사 시설물과 설비에는 빨간딱지가 붙었다.

그 당시의 순간들이 내겐 정말 어처구니없게 다가왔다. 너무나 황당할 뿐이었다. 나는 그렇게 맨 처음 입사했던 철강회사가 부도처리 되는 바람에 어쩔 수 없이 직장을 잃어야 했다. 당시 내 기분은 뭐라고 표현할 수도 없을 지경이었다. 꿈과 희망이 한순간에 산산조각 난 듯했다. 이런 느낌과 감정은 실제 겪어보지 않으면 그 누구도 모를 것이다.

직장을 잃은 아픔과 뼈저린 비정규직의 실체를 알아버린 나는 정서적 불안함과 걱정을 느꼈다. 또한 어느 회사를 찾아내 입사할 것인지 공백기가 얼마나 될 것인지 심한 스트레스를 받게 되었다. 정신적인 스트레스가 내 신체의 건강에까지 미쳐 회사가 부도난 날 이후부터 나는 갑작스레 설사를 시작하게 되었다.

처음에는 '며칠 지나면 괜찮아지겠지' 하며 흘려 넘기곤 했다. 하지만 2~3개월간 잦은 설사가 계속되니 내심 겁이 났다. 나는 친구의 권유로 소화기내과 진료를 받아보게 되었다. 내 증상을 들어본 의사 선생님의 소견은 대장 내시경을 해봐야 정확한 병명을 알 수 있겠다는 것이었다. 나는 대장 내시경 예약을 잡게 되었다.

그 병원은 소화기내과 전문 병원이었다. 그런 만큼 대장 내시경 예약이 한 달 치나 꽉 잡혀 있었다. 하지만 오랜 기간 잦은 설사를 해온 나의 상황을 긴급으로 여긴 의사 선생님은 3일 후로 예약을 잡아주었다.

검사 전날 나는 금식하고 약을 먹은 후 2리터나 되는 물을 마셔 장 속을 깨끗이 비웠다. 검사 당일 진료실에서 의사 선생님으로부터 검사 진행 방법을 들었다. 선생님은 수면검사라서 아픔이나 힘듦이나 불편함은 느끼지 못할 거라고 했다. 짧은 시간이지만 푹 자고 일어나면 모든 검사가 끝나 있을 거라면서.

20분간의 검사를 마치고 나는 회복실에 누워 수면 마취에서 깨어나기를 기다리고 있었다. 나는 그런 나를 보면서 '몇 시간쯤 흘렀을까?', '내가 얼마나 이렇게 누워 있었지?' 궁금했다. "검사 끝난 지 10~15분 정도 됐어요"라는 간호사의 말에 다 해봐야 30~35분 정도 걸렸다는 것을 알았다. 그런데도 엄청 길게 푹 자고 일어난 기분이었다.

점차 마취가 풀리고 나는 다시 진료실에 결과를 보러 들어갔다. 의사 선생님은 내시경 결과 나의 장은 아주 깨끗하고 좋다고 했다. 다만 장이 깨끗하고 아무런 증상이 없는데도 잦은 설사를 하는 것은 스트레스 때문이라고 했다. 그 스트레스로 인한 증상이 잦은 설사로 나타나는 것이라고 했다. 나의 병명은 과민성대장증후군이라고 명명되었다.

의사 선생님은 앞으로 장 건강을 지키려면 자극적인 음식을 피하고 스트레스를 받지 않는 게 제일 중요하다고 했다. 그러곤 먹는 약을 30일분 처방해주었다. 처음 몇 번 복용하자 약 효과가 나타나 설사가 멎는 듯했다. 하지만 안정적인 직장을 찾아야 한다는 스트레스를 받을 때면 어김없이 설사가 찾아왔다.

그러다 나는 새로운 직장을 찾아 입사하게 되었다. 하지만 첫 직장의 사달에서 비롯된 불안함은 씻겨지지 않았다. 그 후부터 나는 평생 직장은 없다는 소신을 갖게 되었다. 그럼에도 불구하고 정신적 상처는 씻을 수 없는 아픔으로 남은 것 같다. 과민성대장증후군을 달고 살게 되었으니 말이다.

약 복용도 이 증상을 멈추는 데는 큰 소용이 없다고 들었다. 실제로 약을 자주 먹었지만 잠시 설사가 멈추는 정도였지 완전히 치료된 것은 아니었다. 내가 복용하는 약은 지금도 독하지만 나중에는 점점 더 독한 약을 먹어야 할 것 같아 복용을 자제했다. 자연치유가 되기를 바라며 스트레스를 받지 않으려고 노력해왔다. 하지만 설사가 조금 멈춰지는 정도였고 완전히 사라지지는 않았다.

독일 피엠사 기본 3종 제품을 만나기 전까지만 해도 나의 배변 형태는 언제나 설사였다. 각종 유산균 제품도 복용해봤지만 묽은 변과 무른 변 정도의 형태 차이가 있을 뿐이었다.

어느 날 갑자기 독일 피엠사 기본 3종 제품이 나에게 찾아온 이후 나의 잦은 설사 증상은 점차 개선되었다. 앞의 글에서도 소개했듯 나는 꾸준히 자기계발 하도록 동기부여 해준 MBA 성공학 강사 권동희 대표의 소개로 파워칵테일, 액티바이즈, 리스토레이트를 알게 되었다. 이 기본 3종 제품을 소개받고 나는 바로 구매신청을 했다.

피엠 주스에는 56가지의 유기농 과일, 채소의 영양소가 들어 있어 식이섬유가 풍부하다고 한다. 또한 유산균, 종합비타민군 등이 함유되어 혈액순환, 에너지와 활력을 증강해주고 혈중 산소공급을 높여준다고 한다.

56가지의 과일과 채소를 일부러 챙겨 먹으려면 번거롭고 불편하리라. 비용 또한 많이 부담되리라. 그런데 피엠 주스 한 포에는 56가지나 되는 과일과 채소의 영양소가 들어 있다고 한다. 또한 식이섬유가 풍부한 데다 유산균과 종합비타민도 들어 있다고 한다. 나에게 꼭 맞는 필수아이템이 아니고 무엇이겠는가.

그리고 복용한 지 일주일 후 화장실을 찾은 나는 '단단하고 굵고 긴 황금 구렁이'를 만나게 된다. 그 순간 정말 속이 아주 편하고 시원한 느낌이었다. 너무 오랜만에 쾌변을 봐서인지 날아갈 것 같은 기분이었다.

현재 이 피엠 주스를 2개월째 복용하고 있는데 고질병이 개선되다니 너무나 신기할 뿐이다. '세상에 이런 건강기능식품도 있다니'라는 환희에 가까운 감탄만 나올 뿐이다.

김결이

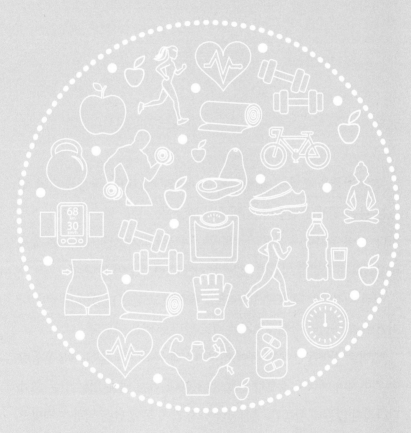

건강
리셋

백세시대, 건강을 지키는 사소한 습관

추운 겨울을 보낸 후 살랑이는 봄바람과 싱그러운 꽃들을 만날 수 있는 봄은 언제나 반갑다. 사람들의 얼굴에는 봄을 닮은 미소가 가득하다. 이어 옷차림이 점점 가벼워지는 여름이 다가오면 사람들은 살을 빼야겠다는 간절한 마음을 갖는다. 이제 그런 계절이 왔다.

그런 계절이면 나 또한 날씬한 몸매를 갖고 싶은 마음이 커진다. 다이어트 좀 하리라 다짐해보지만 결코 만만한 일은 아니다.

40대로 접어들면 우리 몸에선 자연스레 근육량이 줄어든다. 운동량이 적어지며 에너지 소모량 또한 감소한다. 다시 말해 먹는 양은 크게 달라지지 않는데 활동은 예전처럼 하지 않아 몸에 남은 열량은 지방으로 축적되고 만다. 그렇게 체지방률이 오르면서 비만이 되는 것이다.

비만은 단순히 체중이 많이 나가는 것만을 의미하지는 않는다. 체내에 과다하게 체지방이 쌓인 상태를 일컫는다. 건강을 위해서 운동해야 한다는 건 누구나 알지만 그것을 습관으로 만들기는 결단코 쉽지 않은 일이다.

막상 운동을 시작해도 작심삼일이 되기 일쑤다. 사람들이 자주 말하곤 하는 운동에 재미를 붙이기는 무척 어렵다. 게다가 건강한 몸을 만들기 위해서는 운동에다 식이요법까지 병행해야 한다. '체중'과 '체지방'을 모두 잡을 수 있는 근본적인 체질 개선이 필요하기 때문이다. 즉 살이 안 찌는 몸으로 체질을 개선해야 하기 때문이다.

나는 아이를 낳고 체중이 매년 1킬로그램씩 늘었다. 건강검진을 받을 때면 결과지에 항상 지방간 소견이 따라붙었다.

우리나라 전 인구의 20~30%는 지방간 소견을 보인다고 한다. 특히 비만이거나 당뇨가 있는 사람은 70~90% 지방간 소견을 보인다고 한다. 그런데도 내 주변 분들을 보자면 지방간을 심각하게 받아들이지 않는 듯하다. 본인들 쪽에서 보면 지방간으로 인해 어디 한 군데도 아픈 곳이 없기 때문이다. 또한 주변에 지방간이 있는 분들이 하도 많아서 심각하게 생각하지 않는 분위기다. 여기에 '지방간을 얕잡아 보다가는 큰코다친다, 결코 간과해서는 안 되는 질병이다'라는 연구 결과가 일침을 가한다.

술을 마시지 않아도 생기는 지방간, 즉 비알코올성 지방간이 간경화로 발전할 가능성은 5배, 간암으로 발전할 가능성은 3.5배에 달한다고 한다. 체중을 안 줄이면 그중 35%가 7년 이내에 간경변증 또는 심혈관 질환에 걸릴 위험이 2~3배 높아진다고 한다. 간만 나빠지는 게 아니라 뇌졸중이나 심근경색 등 혈관이 막히는 질병의 치명적인 원인이 될 수도 있다고 한다.

이래서 지방간을 없애는 게 중요하고 그중 제일 효과적인 치료 방법은 체중 감량이다. 현재 체중의 10% 정도를 감량하면 지방간 소견을 가진 환자의 97% 정도가 그 질병에서 벗어날 수 있다고 한다.

우리 가족 중 내 남편은 비만도 아니고 평생 정상범위 내의 체중을 유지해왔다. 그런데도 체지방률이 높아 항상 마른 비만이라는 이야기를 듣곤 한다. 이렇게 마른 비만인들의 체중은 늘 정상범위 안에 든다. 하지만 상대적으로 근육량이 적은 데다 주로 복부나 내장에 지방이 축적되어 있다. 이런 사람들은 특히 지방간을 유의해야 한다고 한다.

마른 비만은 지방이 내장에 축적된 상태일 확률이 일반인보다 훨씬 높다고 한다. 내장에 축적된 지방에 더 큰 주의를 기울여야 하는 건 내장 지방의 지방산이 내장 가까이에 있는 혈관으로 흘러들어 혈액에 섞이기 쉽기 때문이다. 그리고 이는 대사증후군이나 혈관질환 등의 위험을 키우는 원인과 직결되기 때문이다.

고도 비만처럼 뺄 살이 많지는 않지만 마른 비만인 경우도 현재 체중의 5% 정도를 빼야 지방간에서 벗어날 확률이 높아진다고 한다.

예전보다 평균 수명이 길어진 현대인들은 더욱 건강관리에 관심을 쏟는다. 건강을 위해 먹거리의 영양성분과 칼로리 등을 조목조목 따진다. 제품에 표기된 영양성분표도 꼼꼼히 챙겨 본다. 그만큼 비만을 조심하는 사람이 크게 늘었다.

나 역시도 '건강한 몸 만들기'에 대한 고민이 깊어 가던 시점에 지인의 추천으로 독일 피엠 주스를 알게 되었다. 세포를 재생시켜 주는 이 주스를 알고 난 후 회원 가입하고 매일 먹게 되었다. 오토십으로 주문해 파워칵테일과 리스토레이트, 그리고 추가로 '액티바이즈'를 꾸준히 먹었다. 그러면서 지난 몇 달 동안 겪은 몸의 변화에 대해 언급하고자 한다.

먼저 아침에 먹는 '파워칵테일'은 56가지의 유기농 과일과 채소, 식물 영양소, 효소, 식이섬유, 중요한 종합비타민군, 유산균(프로바이오틱스)을 함유한 항산화 물질 성분을 지닌다. 저녁에 먹는 활성산소와 유해물질로부터 우리의 몸을 지켜주는 '리스토레이트'는 천연미네랄과 비타민D 성분을 함유하고 있다. 이는 체내 독소와 노폐물 제거, 인체 PH의 알칼리성 촉진과 활성산소 제거, 건강한 뼈 유지와 골다공증 예방, 깊은 숙면, 불면증에 도움이 된다.

추가로 점심때 먹는 '액티바이즈'는 여덟 가지 종합비타민 B군을 포함한 주스로서 혈액순환, 혈액생성을 촉진하고, 에너지와 활력 성분으로 피로 극복에 도움을 주며 영양분과 산소를 몸 구석구석으로 보내 혈중 산소공급률을 상승시킨다. 또한 체온을 높여준다.

한편 파워칵테일과 리스토레이트는 영양 공급과 해독을 함께 해준다고 한다. 그렇게 체내에 필요 없는 독소를 빼내고 몸이 깨끗해진 상태에서 영양을 채워 준다고 한다. 몸에 여러 반응이 있어 계속 먹어야 할지 한동안 고민하다 추천한 지인에게 물어보니 몸이 좋아지는 반응이 일어난 것이라 했다. 그 말에 안심하고 지금까지 매일 마시고 있다.

되짚어 생각해보면 사람마다 몸이 좋아지는 반응이 다 다르게 나타난다는 그 자체가 신기했다. 내 남편도 피엠 주스를 먹고 나와는 다른 반응을 보였다.

우리 집안은 할아버지는 간암, 아버지는 폐암으로 돌아가신 가족 병력이 있다. 걱정되는 마음에 8년 전 처음으로 대장 내시경 검사를 받았다. 그러면서 작은 용종 2개를 떼어내는 시술을 한 적이 있다. 아마 그때 용종을 제거하지 않았다면 대장암으로 발전했을지도 모를 일이다. 생각조차 하기 싫은 일이어서 요즘 대세를 따라 나도 장 건강 챙기기에 나섰다. 우리 몸에서 장은 몸에 중요한 성분들을 흡수하고 해로운 찌꺼기를 배출하는 등 매우 중요한 기능을 담당한다. 나는 우리 몸에서 중요한 장을 위해 유산균을 챙겨 먹다가 우연찮은 기회에 독일 피엠 주스로 갈아타게 되었다.

우리 집도 여느 집처럼 출근 준비로 바쁜 남편은 아침을 거르기 일 쑤였다. 하지만 독일 피엠 주스는 간편하게 물에 타서 먹을 수 있고 어디든 가방에 쏙 넣어서 가지고 다닐 수 있다. 그러다 배고플 때 먹으면 속을 든든하게 채워 주고 포만감을 느끼게 해준다. 56가지의 과일과 채소를 한꺼번에 그것도 맛있게 먹을 수 있는 만큼 쉽게 건강을 챙길 수 있는 비법 아닌 비법 같다.

바쁜 생활 속에 불규칙한 식습관과 배변 습관이 생기고 스트레스, 인스턴트 식품의 섭취로 장의 기능이 떨어지게 되었다. 그 사실을 알고 있는 나는 장 건강에 도움이 되는 건강기능식품을 찾아 나섰다. 그러다 아침마다 56가지의 유기농 과일, 채소 및 유산균을 함유한 파워칵테일을 먹게 되었다. 그런데 변비가 생기자 효과에 의구심이 들었다. 변이 까맣고 동글동글해 대장암에 걸린 게 아닌가 걱정도 되었다. 나는 제품을 추천해주신 분에게 내 의구심과 걱정을 털어놓았다. 그러자 그분은 대장 안의 숙변이 배출된 거라며 나를 안심시켜 주었다.

그렇게 숙변이 배출된 후 3킬로그램 정도 체중이 감량되었다. 그러다 최근 원래 체중으로 돌아가 속상해하던 참에 알아보니 근육량이 늘어났기 때문이라는 피드백을 받게 되었다.

독일 피엠 주스를 먹은 후 건강검진을 받아보지는 않았다. 하지만 에너지가 충만해서인지 몸은 전혀 피곤한 상태가 아니다. 늦은 시간까지 버틸 수 있는 체력이 생겨 책 쓰기에 도움이 되고 있다. 독소를 배출하는 대신 풍부한 영양을 채워 넣으니 피부 상태도 개선되었다. 피부 속에 영양이 채워지니 피부 결이 매끄러워진 것이다. 잃어버렸던 탄력이 회복되어 피부가 탱탱해지고 어두웠던 피부색까지 맑아지는 것을 느끼고 있다.

좋은 건 함께 나눠야 하지 않나. 나는 가족들에게도 자연스럽게 피엠 주스의 존재를 알리게 되었다. 여기저기 아픈 곳이 많은 시어머니에게 피엠 주스를 권해 드리자 빠른 반응을 보이셨다. 특히 허리와 관절이 안 좋으셨는데 아픈 곳이 좋아졌다는 이야기를 들려주셨다.

"이럴 수가!" 몸이 좋아지는 반응이 이렇게 바로 나타나다니! 이렇듯 섭취 후 나타나는 반응이 사람마다 다르니 먼저 피엠 주스를 먹고 효과를 경험해보는 게 가장 좋은 방법이리라.

지인으로부터 건강이 안 좋아 대학병원에 입원한 남편의 치료비로

한 달에 1,000만 원은 정말 우습게 나간다는 말을 들은 적이 있다. '건강은 건강할 때 지켜야 한다'라는 말에는 누구나 공감하지만 건강할 땐 건강이 얼마나 소중한지 잊고 지낼 때가 많다.

소중한 몸을 건강하게 유지하고 관리하기 위해선 반드시 규칙적인 운동과 올바른 식습관을 가져야 한다.

'이것'을 매일 섭취하면
몸속 쓰레기 싹 청소됩니다

예전 TV에서 건강 관련 방송을 보다 보면 믿음직한 박사님들이 "이런 음식 꼭 드세요" 하는 것 중에 체내의 독을 배출해준다는 주스가 있었다. 이렇게 벌써 10여 년 전부터 몸에 쌓인 독을 배출하는 것의 중요성이 알려졌었다. 이 주스 만들어 먹기 열풍도 일어났었고. 그런 시류에 편승해 나도 한동안 사과, 비트, 당근을 넣어 간 주스를 만들어 먹었다. 이름하여 ABC 주스. A는 사과, B는 비트, C는 당근이다.

그중 비트는 옥살산이라는 성분 때문에 독성이 있다고 했다. 많이 넣어 먹으면 신장에 결석이 생길 수 있으니 비율을 잘 조절해야 한다고도 했다. 게다가 살짝 익혀 먹는 게 소화 흡수에 좋다고 했다. 물론 찜기에 쪄야 하고 물과 함께 믹서기에 곱게 갈아서 먹어야 하는 수고로움은 있었다. 그럼에도 불구하고 몸에 좋다는 생각에 한동안 참 열심히 만들어 먹었다.

지금 생각해보면 많이 번거로운 일이었지만 그 당시엔 건강에 좋다는 한마디가 모든 수고를 감내케 했다. 또한 다른 대체 방법이 없는데다가 손수 만들어 먹으면 더 좋으리라는 기대감도 있었다. 느즈러지려 하는 마음을 다독이며 꾸준히 만들어 먹었던 배경이다. 하지만 지금 그렇게 하라면 힘들 것 같다.

한때 아침 공복에 레몬 물을 만들어 마시면 체내 독소 배출에도 도움이 되고, 살도 빠진다는 '레몬 디톡스'가 유행했다. 만드는 방법은 이렇다. 먼저 베이킹소다와 식초로 레몬의 표면을 문지른다. 그러곤 뜨거운 물에 레몬을 살짝 데쳐낸다. 그런 후 레몬을 흐르는 물에 깨끗하게 씻어 표면에 있을지도 모르는 농약과 불순물을 제거해준다. 그렇게 손질한 레몬 2개를 레몬 즙기에 짜서 물 2리터에 섞는다. 그리고 나서 온종일 수시로 마셔준다. 이처럼 손수 만드는 일에는 많은 시간과 노력이 든다.

건강 관련 방송에서 몸에 좋다고 하는 것들을 여러 번 찾아서 먹기도 하고 시간을 들여 만들어 먹기도 했다. 하지만 그때뿐이었다. 번거로운 탓에 꾸준히 해 먹게 되지는 않았다.

마음 한구석에는 바쁜 현대 생활 속에 몸 건강을 잘 챙겨야 한다는 생각이 그득하다. 하지만 바쁘다 보니 시간을 많이 뺏지 않는 걸 찾게 된다. 귀찮고 번거로움을 요구하는 것들은 잘 택하지 않게 되는 것이다.

그렇게 지내던 중 정말 우연한 기회에 지인에게서 괜찮은 주스 이야기를 듣게 되었다. 바로 필요한 영양소는 꽉꽉 채워 주고 독소는 배출해 준다는 독일 피엠 주스였다. 나는 유튜브에서 이 제품 소개 글과 거기에 달린 후기를 찾아봤다.

그 소개 글 중에서 마음에 와닿는 한 이야기를 전해주려고 한다. 미국의 저명한 물리학자인 라이너스 폴링(Linus Pauling) 박사는 우리 신체에 필요한 미네랄이 72가지라고 한다. 또한 우리가 생명을 유지하려면 음식물을 통해서 탄수화물, 단백질, 지방, 비타민, 미네랄 같은 5대 영양소를 섭취해야만 한다고 한다.

영양소 중 미네랄은 크게 우리 몸에 꼭 필요한 필수 미네랄과 과잉되면 문제를 일으키는 유해 미네랄로 나눌 수 있다. 유해 미네랄 중 수은, 납, 카드뮴, 비소 같은 중금속은 우리가 매일 호흡하는 대기를 오염시킨다. 그뿐만 아니라 수질, 토양, 음식물까지 심하게 중금속에 오염될 수 있다. 그 속에서 생활하는 우리 몸속에 나쁜 미네랄이 점점 쌓여가는 건 불문가지다.

우리가 자주 섭취하는 식재료로 어패류가 있다. 그런데 여러 기관의 연구 결과에 따르면 '등 푸른 생선은 몸에 좋다'라는 말은 옛말이 되어가고 있는 것 같다. 그런 의구심이 들 정도로 매년 어패류의 수은 함량 수치가 올라가고 있다고 한다.

이렇게 나쁜 미네랄은 부지불식간에 음식물을 통해 우리 체내에 들어와 축적된다. 그러다 나이가 들면 건강에 안 좋은 영향을 끼치게 된다. 즉 피부 노화를 비롯해 다양한 질병, 질환을 불러올 수 있다.

이러한 유해 미네랄이 몸속에 쌓이지 않도록 하는 방법은 의외로 간단하다. 몸에 필수 미네랄을 충분히 공급하면 된다고 한다. 우리 몸속에서 미네랄과 결합하는 물질은 한정되어 있다고 한다. 그런데다 필수 미네랄이 이미 몸속에 많이 있으면 유해 미네랄이 새로이 결합할 물질이 부족해진다. 그렇게 몸속 물질과 결합하지 못한 유해 미네랄은 체외로 그대로 배출된다고 한다. 그러니 충분한 필수 미네랄 섭취가 무엇보다 중요하다고 할 수 있다.

이런 이야기를 듣고 피엠 주스를 살펴보니 그중 리스토레이트에는 칼슘, 아연, 구리, 셀레늄, 크롬 같은 필수 미네랄이 들어 있었다. 이것들은 수은이나 납, 카드뮴 같은 유해 미네랄이 우리 몸에 흡수되는 걸 방해할뿐더러 몸 밖으로 배출하는 데도 도움을 준다고 한다. 또한 리스토레이트에는 독일 피엠사의 NTC 공법으로 축출한 필수 미네랄 성분, 즉 칼슘, 마그네슘, 아연, 구리, 망간, 철분, 크롬, 셀레늄, 비타민 D3까지 포함되어 있다고 한다.

이는 체내 흡수율까지 높인 가히 미네랄 전용 비타민제라 할 수 있다. 또한 내 몸속 유해 미네랄을 축출해 낼 수 있는 필수 미네랄이다. 이 좋은 걸 매일 간편하고 꾸준하게 먹을 수 있어 다행이라는 생각이 들었다.

1994년 일본 과학기술청이 식품 성분을 조사했다. 40여 년 전 과일과 채소에 들어 있던 비타민과 철분, 칼슘의 양을 오늘날의 과일과 채소의 그것과 비교해 봤더니 형편없이 줄어든 것을 확인할 수 있었다고 한다. 1950년의 시금치 한 단에 들어 있던 비타민C를 얻으려면 1990년대에는 시금치 열아홉 단을 먹어야 한다는 계산이 나온다고 했다. 당시의 복숭아 하나에 들어 있던 영양소를 섭취하려면 지금은 복숭아

50개를 먹어야 한다는 연구 결과도 있다.

우리는 매일 시장과 마트에서 산지 직송이라고 적혀 있는 과일과 채소들을 살펴본다. 그러곤 이전보다 유통 기한이 짧아져 외견상 싱싱하다고 여긴다. 상품의 크기 또한 커졌다고 느낀다. 하지만 영양소 측면에서는 형편없어졌다고 한다. 도대체 왜 이런 일이 벌어지는 걸까?

요즘은 좋은 가격과 생산량만을 우선시한다. 그러다 보니 되도록 빨리 성장하도록 합성 비료, 살충제, 제초제까지 뿌려가며 식물들을 키운다. 또한 병충해 자국이 없는 모양 좋은 상품을 생산해내려고 비닐하우스에서 재배하기도 한다. 게다가 열매가 맺힐 때부터 크기에 맞는 플라스틱 뚜껑을 씌워 자연적인 호흡조차 못 하는 상태로 식물이 길러지기도 한다. 그나마도 그중 일부는 가공품을 만들려고 땅과 햇볕의 기운을 충분히 받아 영양소를 만들어내기도 전에 솎아진다. 그렇게 영양분이 축적되기 전에 채취되고 나아가 인위적인 가공으로 영양소가 파괴되어 버린다. 그러니 영양분이 결핍되는 건 어쩌면 당연한 일 아닐까.

이제 독일 피엠사 제품이 왜 좋은지 이유를 알아보자.

첫째, 원재료다. 독일 피엠사는 잘 관리되어 풍부한 미네랄을 함유한 양질의 토양에서 생산되는 유기농 곡물과 유기농 채소를 엄격하게 선별한다. 그러곤 영양소 파괴를 방지하기 위해 2년 동안 저온 숙성 공법으로 제품을 만든다. 특히 독일 피엠사는 온도에 민감한 비타민을 비롯한 영양제를 절대 뜨거운 물에 타지 말고 미지근한 물에 타서 먹는 걸 권장한다.

둘째, 제품 제조환경이다. 독일 피엠사의 제품은 모두 제약회사 공장에서 생산한다고 한다. 반면 전 세계 대부분의 건강기능식품 회사들은 보통 식품 공장에서 제품을 생산한다. 그러니 독일 피엠사의 제품들이 더욱 안전하고 믿음직스럽게 여겨지는 것이다.

셋째, 흡수율이다. 독일 피엠사의 제품은 NTC 특수공법(영양 전달 콘셉트)으로 제조된다. 그런 만큼 높은 흡수율을 자랑한다. 독일에서는 완전한 흡수율이라고 홍보할 만큼 자신감을 가득 담은 제품이다.

넷째, 잘 알려진 대로 제품의 안정성이다. 독일 피엠사 제품은 이미 많은 국가대표 및 올림픽 대표 선수들이 챙겨 먹고 있다. 매번 도핑 테스트도 아무 이상 없이 통과하고 있다. 그만큼 남녀노소 누구나 안심하고 섭취할 수 있는 제품이다. 이는 뛰어난 안전성을 입증해주는 대목이라 하겠다.

우리가 알고 있는 우리 인체의 재생주기는 3~6개월이다. 그런 만큼 기능성 미네랄 섭취로 최상의 효과를 보기 위해 건강기능식품은 6개월 섭취를 권장한다고 한다. 건강의 중요성을 인식하고 균형 잡힌 영양 습관을 형성하고자 하는 사람이라면 누구나 마음을 다잡고 이겨내야 할 기간이라 하겠다. 그렇게 건강하고 행복한 삶에 한 발 한 발 더 가까워지도록 노력해야 할 것이다.

나는 이미 가루 형태인 피엠 주스의 간편함에 매료되었다. 매일 간편하고 즐겁게 이 주스를 마시다 보면 항상 어떻게 실행할지 몰라 어려움을 느끼던 건강관리가 더욱 쉬워지리라 믿는다. 현실 생활 속 삶의 질을 끌어올릴 수 있으리라 믿는다.

나 혼자보다는 친구, 지인들과 함께 오늘부터 마음을 합쳐 피엠 주스로 건강을 관리하리라 다시 한번 다짐해본다. 우리 모두 작지만 소중한 것부터 타인에게 전할 때의 행복감을 느끼며 하루를 시작해보자.

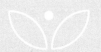

이현정

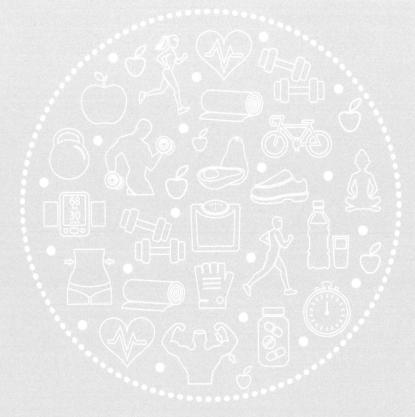

건강
리셋

"커피 바로 끊으면 안 됩니다!" 카페인 중독에서 벗어나는 법

어릴 적 우리 집은 세탁소를 했다. 아빠는 세탁소를 운영하시면서 동네 궂은일도 맡아서 하시는 이장님이셨다. 우리 집에는 손님들이 많이 오셨다. 옷을 수선하러 오시는 분, 동네 주민분들 등…. 손님이 오시면 엄마는 커피를 대접하셨다. 어릴 적 맡았던 그 커피 향기…. 어린 나에게도 너무나 매력적이었다. 향이 너무 좋으니 맛도 궁금했다. 커피 타시는 엄마의 모습을 가만히 지켜보던 나는 엄마 몰래 커피를 타 마셨다. 몰래 마시는 커피는 정말 너무 향기롭고 달콤쌉싸름하며 부드러웠다. 그렇게 난 초등 6학년 때 커피 맛을 알아버렸다.

일요일이면 단짝 친구와 성당에 갔다. 군사 지역이라 성당에는 군인 아저씨들과 군인 가족들, 동네 주민들이 뒤섞여 있었다. 미사가 끝나고 나면 성당에서 군인 아저씨들을 위해 달콤한 초콜릿 과자를 간식으로 나눠 주었다. 그 틈에 끼어 초콜릿 과자를 하나 받아서 먹는 재미도 쏠쏠했다. 친구와 나는 아침에 성당에 가면 저녁때쯤 집으로 돌아가곤 했다.

성당에서 또래들과 어울리며 놀거나 군종병 아저씨들, 신부님을 준비하는 학사님들과 기타 치고 노래 부르고 이야기 나누고 놀다가 친구와 집으로 돌아갔다. 친구와 나는 성당에서 자매라고 여길 정도로 붙어 다녔고 어른들에게 귀염받는 아이들이었다. 매주 일요일이면 그렇게 시간을 보냈다.

어느 날…. 성당에서 커피믹스를 발견하게 되었다. 단짝 친구와 나는 커피믹스 몇 봉을 커다란 냉면 그릇과 따뜻한 물을 챙겨서 비밀장소로 가지고 갔다. 그리고 친하게 지내던 동생들과 그곳에서 몰래 커피를 타서 마셨다. 몰래 마시는 커피는 더 맛있었다. 그러다 우리보다 나이가 어린 동생들에게 커피를 많이 주면 안 될 것 같았다. 친구와 나는 동생들에게 커피를 많이 마시면 안 되는 이유를 말도 안 되는 소리로 설득해 마시지 못하게 했다.

그러곤 나와 친구는 엄청 많은 양의 커피를 둘이서 거의 다 마셔 버렸다. 나의 커피 사랑은 그때부터 시작되었다.

스무 살이 되고선 그 누구의 눈치도 보지 않고 커피를 마실 수 있었다. 그때는 커피의 쓴맛보다는 커피믹스의 단맛이 더 좋았다. 원두커피는 커피숍 갈 때만 마셨고 커피 향이 좋은 커피숍을 찾아다녔다. 그 시절에는 '카페'라는 말보다 '커피숍'이라는 말을 많이 사용했었다. 친구들과 커피숍에 가서 원두커피 한 잔 시켜놓고 오랜 시간 수다를 떨거나 커피를 리필해 마시기도 했다.

그 시절엔 원두커피 한 잔 시키면 리필도 무한대로 해주었다. 커피가 떨어져 살며시 손을 들면 아르바이트생이 커피포트를 들고 와 잔에 한가득 커피를 리필해 주었다. 원두커피는 향은 그윽하고 맛은 연하고 부드러웠다.

원두커피에 설탕과 프림을 타 마시는 건 상당히 촌스러운 짓이었다. 갓 20세에 미성년자는 아니지만 그렇다고 완전한 성인도 아닌 아주 어정쩡한 나이에 나름 어른의 모습을 갖추려 애쓰던 내 모습이 떠오른다.

뾰족구두를 좋아하고 청바지보다 정장 스커트를 좋아하며 주스보다 커피를 더 좋아하던 나. 그런 어설픈 모습에서 벗어나지 못한 채 스물세 살 어린 나이에 결혼하고 24세에 엄마가 되었다.

임신 중에도 나의 커피 사랑은 아무도 막을 수 없었다. 아이를 생각해서 커피를 안 마시려 노력했다. 그러다 '커피 안 마시고 스트레스를 받느니 차라리 하루 한 잔만 마시면 안 될까? 괜찮겠지', 이렇게 스스로 합리화하며 하루에 한 잔 커피믹스를 마시는 것으로 나를 달랬다.

한참 참았던 커피를 마시는 순간 내 몸의 세포들이 하나하나 살아나는 느낌이었다. 하늘을 나는 기분을 느끼며 나는 "이 좋은 커피를 어떻게 끊어!"라고 부르짖었다. 당시 커피는 내 삶의 일부나 마찬가지였다. 나는 문득 남자들이 이래서 담배를 못 끊는 건가 싶었다. 남편에게 금연을 외쳐 대던 나였지만 더는 금연을 강요할 수 없었다. 나 자신도 커피를 못 끊으면서 차마 남편에게 담배 끊으라는 말을 할 수 없었던 탓이다.

임신 중에는 하루 한 잔이라도 커피를 마실 수 있어서 그나마 좋았다. 그런데 출산 후에는 커피를 끊어야 했다. 모유 수유를 위해서…. 주위에선 엄마가 먹는 음식이 모유를 통해 아이에게 전달된다며 매운 음식도 자극적인 음식도 못 먹게 했다. 커피의 카페인 성분도 모유를 통해 아이에게 전달된다고 하니 정말 커피를 끊을 수밖에 없었다.

모유 수유를 위해 내가 좋아하는 음식들보다 아이에게 좋은 음식들만 찾아 먹어야 했다. 하지만 불행인지 다행인지 모유가 너무 적게 나왔다. 할 수 없이 첫아이는 모유와 분유를 혼합 수유했다. 그래도 모유 수유를 완전히 그만두기 전까지 나는 커피를 마실 수 없었다.

아이가 돌쯤 되었을 때 나는 보육교사 자격증을 땄다. 어린이집 교사를 시작으로 유아교육 특기 강사, 학습지 교사를 하게 되었다. 학습지 교사 시절, 집집마다 방문해 유아들에게 한글, 수학, 창의력 등 다양한 수업을 해주었다. 그렇게 일하던 중 분당의 한 아파트 단지 엄마들 사이에서 내가 커피를 좋아한다는 소문이 났다. 가는 집마다 커피를 내오기 시작했다.

심지어 할머니가 계시는 집은 커다란 유리잔 한가득 커피를 담아 고구마, 빵과 같은 간식들과 함께 내오셨다. 할머니가 주시는 간식이라 남길 수가 없었다. 할머니들은 잘 먹는 내 모습을 보시곤 흐뭇해하셨다. 온종일 돌아다니며 수업하는 나의 노고를 안쓰러워하시며 든든하게 배 채우고 가길 원하셨다. 정말 감사했다. 하지만 점심을 먹고 온 직후라 솔직히 먹기가 힘들기도 했다. 그래도 할머니의 정성을 생각해 열심히 먹었다.

그다음 집에 수업하러 가니 아이의 어머니가 또 커피를 내오셨다. 방금 마시고 왔지만 나는 대접해주시는 분의 성의를 외면할 수 없었다. 그래서 또 커피를 마셨다. 그다음 집도 역시나 커피를…. 이렇게 많게는 하루에 5잔 정도의 커피를 마셨다.

아무리 내가 커피를 좋아한다지만 너무 많은 양의 커피는 건강에 안 좋으리라는 생각이 들었다. 나는 내 나름대로 커피를 조절하기로 마음먹었다. 처음에는 어머니들이 주시는 대로 그냥 말없이 받아 마시다 방법을 터득한 것이다.

"어머니, 안녕하세요! 우리 웅진이 숙제는 잘했나요? 어머니, 저 오늘은 커피 말고 물 한 잔만 주세요."

이렇게 수업이 예정된 집에 들어가면서 먼저 내가 부탁하기 시작했다. 그러자 어머니들은 내가 가면 "선생님, 차 뭐 드릴까요?"라고 묻기 시작했다. 커피를 정말 좋아하고 사랑하지만 하루 5잔 이상 마시기는 힘들었다. 내가 커피를 좋아하는 첫 번째 이유는 그 향 때문이다. 그리고 입안 가득히 퍼지는 풍미 때문이다.

내가 대단한 미식가는 아니지만 커피만큼은 그랬다. 처음엔 커피가 갖추고 있는 다른 맛에 대해 잘 몰랐다. 하지만 커피를 마시면 마실수록 맛이 천차만별이라는 것을 느끼게 되었다. 결국 편의점에서 판매하는 커피는 잘 마시지 않게 되었다. 나는 라떼 종류보다는 아메리카노가 좋고 아메리카노보다는 커피믹스가 더 좋다.

하루 5잔 정도의 커피를 마시던 나는 나이를 먹어가면서 커피의 양도 줄이려 노력했다. 결국 하루 3잔까지는 커피를 마시고 나머지는 차 종류를 마셨다. 아이들을 가르치느라 여러 집을 방문하다 보니 다양한 차 종류도 접하고 차의 향에도 눈뜨게 되었다. 커피만큼 차를 좋아하진 않지만 향이 좋은 차는 가끔 찾아서 마신다.

계획 세우는 것을 좋아하는 나는 커피도 계획을 세워서 마신다. 커피믹스 2잔에 블랙 1잔···. 그러고도 또 무언가를 마시고 싶을 때는 차를 마신다. 이렇게 계획을 세워 시간 간격까지 두며 커피를 즐겼다.

그러던 어느 날···. 유튜브를 보던 중 전 신사임당의 영상을 보게 되었다. 전 신사임당은 커피믹스를 하루에 6잔 마셨다고 한다. 온종일 커피 6잔을 마시며 정신을 차리고 피곤을 달랬는데 어느 날 그의 건강에 이상이 찾아왔다고 했다. 30대라는 젊은 나이에 고지혈증이 생긴 것이다. 그는 커피를 끊을 수밖에 없었다. 영상은 고지혈증이 생긴 그가 커피를 끊고 식단 관리를 하며 건강을 챙긴다는 내용이었다.

그 영상을 보다 보니 지난날의 내 모습이 떠올랐다. 여기저기 수업하러 다니며 5잔 이상의 커피를 마시던 내 모습···. 나도 그렇게 커피를 많이 마셨었는데 과연 내 건강은 괜찮을까 하는 걱정이 들었다. 내 걱정은 곧 현실로 나타났다. 내 건강에서 이상 신호가 잡힌 것이다.

코로나19로 인해 집콕 육아에 전념해야 했던 나는 몸의 이상 신호에도 병원에 가지 못했다. 병원에 가는 게 위험할 것 같다는 생각 때문이었다. 그리고 병원을 가려면 아이들을 데리고 가야 했기 때문이다. 아이들도 어린이집에 가지 못하고 집에서 오랜 시간을 보내는 중이었다. 아이들과 시간을 보내며 나는 아이들 학습에 집중했다. 둘째 아이는 수학과 책 읽기, 막내는 한글과 책 읽기에 집중했다. 그렇게 해서 막내를 위한 엄마표 한글을 완성하게 되었다.

피엠 주스 마시고
하루 5잔 마시던 커피를 끊다

학습지 교사로 잘나가던 시절, 나는 병원에 갈 틈도 없을 만큼 바빴다. 평일은 밤 9시까지 수업 스케줄이 꽉 찼고 주말엔 보강 수업을 해야 했다. 나는 내 몸을 돌볼 겨를 없이 일해야 했다.

그러던 어느 날…. 귀에서 '삐~~~' 하는 소리와 함께 잠깐의 현기증과 먹먹함이 느껴졌다. 그리고 이 증상은 여름마다 찾아왔다. 나는 내가 여름을 타는 체질인 데다 힘들어서 그런 줄로만 알았다. 그래도 증상이 있을 때면 회사 건물 내의 병원을 찾아 진료받고 약을 먹어 증상을 누그러뜨리곤 했다. 딱 그 정도였다.

그리고 몇 년 후…. 13년 만에 늦둥이가 찾아와 팀장이란 비전을 코앞에 두고 퇴사해야 했다. 줄줄이 연년생을 출산하고 육아에만 전념하다 코로나19를 맞았다. 바깥일 하던 사람이 집 안에 갇혀 살림과 육아만 하는 건 보통 일이 아니었다. 육체적으로도 정신적으로도 상당한 스트레스였다.

그러다 드디어 올 것이 왔다. 일하며 앓았던 질환이 이제는 확실히 자신의 존재감을 드러낸 것이다. 귀에서 '삐~~~ 삐~~~' 하는 소리가 1초도 멈추지 않고 났다. 지금도 내 귀에는 이 소리가 계속 들린다. 코로나19 때문에 병원도 마음 편히 못 갔었는데 이젠 도저히 안 되겠다는 생각이 들었다. 나는 두 아이를 남편에게 맡기고 병원을 찾았다. 청력검사를 하고 증상을 이야기하니 병원에선 메니에르병이라는 진단을 내렸다.

"환자분…. 무슨 스트레스를 그렇게 많이 받아요?"라고 의사 선생님이 나에게 물었다. 그러곤 절대 스트레스받지 말고 술, 담배, 카페인을 섭취하면 안 된다고 했다. 술과 담배는 원래 안 하지만 난 커피만은 포기할 수 없었다. 줄여서 하루 3잔씩 마시던 커피마저 끊어야 한다니…. 의사 선생님의 청천벽력 같은 말씀에 머리가 멍해졌다. 내 유일한 즐거움이었던 커피를 어떻게 끊어야 하나….

처음부터 완전히 끊을 수는 없겠다 싶었다. 나는 하루 2잔으로 커피를 줄이려고 무던히 애썼다. 정말 힘들었다. 내 몸에 병이 생겼는데도 끊을 수 없는 커피를 어쩌면 좋은가….

나는 커피를 대신할 수 있는 것들을 찾기 시작했다. 하지만 커피를 대신할 수 있는 것은 아무것도 없었다. 애연가들이 담배를 끊지 못하는 이유도 이와 비슷하리라…. 그들의 심정이 이해되는 순간이었다.

코로나19로 집콕 육아를 하면서 늦둥이 두 아이를 내가 직접 교육

했다. 5세 막내에게는 한글을, 6세 둘째에게는 국어, 수학을 가르쳤다. 아이들에게 책도 읽어주고 내가 읽고 싶은 책들도 닥치는 대로 읽으며 세상에 눈뜨기 시작했다. 코로나19로 인해 내 인생의 터닝 포인트를 만난 셈이다.

내 아이들을 가르치다 보니 그동안 쌓아온 커리어와 나만의 노하우가 너무 아까웠다. 책을 써야겠다고 마음먹게 된 배경이다. 그렇게 책을 쓰리라 생각한 지 2년 후 나는 정말로 작가가 되었다. 집에서 책을 읽으며 서평단 활동을 열심히 했었는데 그게 인연이 되어 '한국책쓰기강사양성협회(이하 한책협)'의 김태광 대표코치님과 권마담님을 만나게 되었다. 그게 내 이름으로 된 책을 출간하는 데까지 이어진 것이다.

나는 한책협에서 주관하는 서평단 활동에 꽤 열심히 참여했었다. 그리고 이곳에서 배운 분들이 빠르게 책을 출간하고 급속도로 성장하는 모습들을 계속 봐왔다. 이곳의 대표 두 분은 기초생활수급자, 무스펙, 말더듬증, 가정폭력이라는 환경 속에서 200억 자수성가 부자가 되신 분들이다.

200억 부자가 되기까지 산전수전 공중전까지 다 겪으신 분들이어서 나는 이분들을 신뢰하고 존경할 수밖에 없다. 특히 권마담님과 자주 소통하는데 좋은 정보를 빠르게 알려주실뿐더러 함께하자며 손을 내밀어 주신다. 작가님들의 고민도 귀 기울여 들어 주시고 함께해 주시니 얼마나 감사한 일인가.

2022년 12월 권마담님을 만나러 갔었다. 따뜻한 차 한 잔을 마시며 이야기를 나누고 있는데 스태프 한 분이 또 다른 주스를 가져다주셨다. 색깔은 당근 주스 같은데 엄청 맛있었다. 너무 맛있어서 단숨에 주스를 들이켰다. 처음 먹어 보는 맛이었고 또 먹고 싶다는 생각이 들었다. 나는 권마담님에게서 주스에 대한 정보를 얻어가며 이야기를 나누었다. 그렇게 권마담님의 소개로 피엠 주스를 접하게 되었다. 이 주스는 내게 커피를 끊게 해준 신의 한 수였다.

나는 이 주스를 계속 마시고 싶어 구매에 나섰다. 한 포, 한 포 포장된 가루 형태의 제형을 물에 타서 마시는데 '마법의 가루'라고 부르는 이유를 알 만큼 신기한 일들이 일어났다. 나는 내가 겪어보지 않은 것은 믿지 않는 사람이다. 이 주스 또한 내가 직접 맛보고 몸의 변화를 느꼈기 때문에 구매를 결정했었다. 그래서 지금도 꾸준히 먹고 있는 것일 게다.

사람마다 입맛도 다르고 체질도 달라서 이 주스가 거북한 사람도 있다고 한다. 다행히 나는 너무 맛있고 질리지도 않고 만족스러웠다. 나는 몸이 아파서 약을 처방받아도 증상이 호전되면 바로 약 복용을 중단하는 사람이다. 건강기능식품을 아무리 사다 줘도 먹지 않던 나였다. 그런데 이 주스는 아침에 잠 깨자마자 먹고 자기 전에 또 챙겨 먹는다. 그렇게 규칙적으로 잘 챙겨 먹는 내 모습을 발견하곤 신기해하고 있다.

주스를 마신 지 3일째 되던 날, 나는 내가 커피를 찾지 않는다는 사실을 알아챘다. 하루에 한 잔이라도 꼭! 마셔야 했던 커피를 단 한 잔도 마시지 않은 것이다. 내 몸에 병이 찾아와도 끊지 못했던 커피를 3일

만에 손도 대지 않게 된 것이다. 나는 '어머! 이게 무슨 일이야?' 하며 주스를 계속 챙겨 마시는 나를 관찰하기 시작했다. 그러곤 사람을 만나기 위해 카페에 가도 커피보다 차를 주문하는 나를 보게 되었다.

'커피 한번 마셔볼까!' 하고 커피를 마셔보기도 했다. 그런데 그 향기롭던 커피가 맛이 없어서 다 마시지 못하고 말았다. 20년 가까이 항상 나와 함께했던 커피를 드디어 끊게 된 것이다! 그것도 강제적으로가 아닌 아무렇지도 않고 아무 일도 없었던 듯이 자연스럽게 말이다.

우리 집 정수기 옆에 가득 쌓여 있던 커피믹스는 줄지 않은 채 그대로 남아 있다. 아파서 먹어야 하는 약도 잘 안 챙겨 먹고 몸에 좋다는 건강기능식품도 잘 안 챙겨 먹던 내가 이 피엠 주스만은 매일 빠뜨리지도 않고 챙겨 먹고 있다. 너무나 신기할 뿐이다. 정말 '마법의 가루'가 맞는 것 같다.

피엠 주스를 마시면서 커피만 끊은 게 아니다. 중년이 되니 체중계의 숫자는 늘어만 갔다. 그렇게 절대로 줄어들지 않을 것 같던 체중계의 숫자도 변하기 시작했다. 나는 내 머리 앞부분의 흰머리가 거슬려서 뽑아내곤 했었다. 흰머리를 뽑은 자리에 더는 머리카락이 자라나지 않는 것도 발견하게 되었다. 그런데 그 자리에서 머리카락이 조금씩 자라기 시작했다. 피엠 주스를 마신 후 내 몸에 신기한 일들이 일어나고 있는 것이었다.

이 주스를 마셔본 분들의 사례들을 솔직히 처음에는 믿지 않았다. 하지만 내 몸에 일어나는 변화를 보곤 믿지 않을 수 없었다.

나는 매일 5잔 이상 마시던 커피를 겨우겨우 3잔으로 줄였었다. 이 명이 생기니 커피를 끊어야 한다는 의사 선생님의 말씀에도 자기합리화하며 하루에 한 잔은 꼭 마셨었다. 커피를 끊으려 모질게 노력도 해봤다. 그럼에도 불구하고 완전히 끊지는 못했다.

이런 내 노력이 무색하게도 나는 피엠 주스 섭취 3일 만에 커피를 찾지 않았다. 대신 잘 마시지도 않던 과일 차를 더 많이 찾게 되었다. 혹여 커피를 마시게 되어도 몇 모금 먹지 못하고 버리곤 한다. 커피를 로스팅하며 풍겨 오는 향은 아직도 너무 좋아하지만 말이다.

하지만 내 입안을 가득 채우는 커피의 향도 이제는 내 마음을 사로잡지 못한다. 커피가 싫어서가 아니다. 그냥 마시고 싶은 생각이 들지 않을 뿐이다.

마흔 중반을 넘어서니 건강을 생각하게 된다. 아직 어린 늦둥이들인지라 엄마가 아파서 무너지면 내 아이들도 무너지지 않겠는가. 엄마가 건강해야 가정을 돌볼뿐더러 사랑하는 내 아이들에게도 든든한 버팀목이 되어줄 수 있으리라. 예전에는 미처 몰랐었다. 이렇게 건강이 중요한지….

이젠 커피를 끊었지만 내 목표는 여기서 멈추지 않는다. 여자라면 누구나 꿈꾸는 S라인의 탄력적인 몸매를 만들기 위해 다시 도전할 것이다. 피엠 주스와 함께라면 목표를 이룰 수 있으리라 굳게 믿는다.

금선미

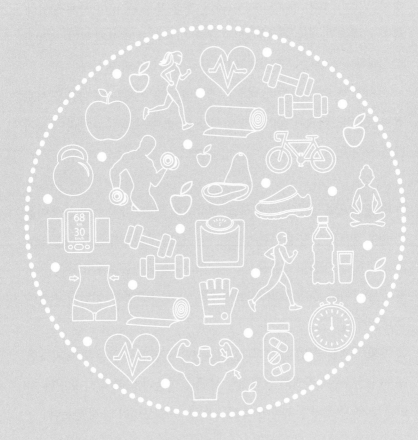

건강
리셋

빵순이,
밀가루 중독에서 벗어나다

    사람들에게 나를 소개해야 할 때 나는 내 직업을 말하기에 앞서 이렇게 이야기하곤 한다.

    "저는요, 지하철을 타거나 식당에 가거나 어딜 가든 남들 표정을 많이 살펴요. 어떤 관계인지, 친한지, 안 친한지, 속으로 혼자 관찰하고 헤아리기 바빠요. 어떨 땐 뚫어져라 보고 있는 나에게 함께 간 사람들이 그만 좀 보라고 눈치를 주곤 해요. 그제야 저는 정신을 차리곤 하지요. 그래서 지금 이렇게 심리상담을 하고 있나 봐요."

    나는 이렇게 신이 나서 자기소개를 하곤 한다.
    나의 영어 이름은 허클베리 핀의 허클(Huckle)이다. 어릴 적 내가 봤던 만화영화의 주인공 허클베리 핀은 모험을 즐기는 신이 많은 소년이었다. 그는 한 번씩 큰 나무 위에 지어놓은 자신만의 오두막에 사다리를 타고 올라가곤 했다. 주로 고민이나 걱정 같은 게 있을 때였는데 그곳에 혼자 웅크리고 앉아 속엣말을 하는 그의 모습이 참 자유롭게 느껴졌었다.

나도 지금 목조로 지은 산 밑의 전원주택에서 살고 있다. 남들은 돈 벌어 서울에 집을 장만한다는데 나는 굳이 서울의 아파트를 팔고 경기도에 집을 지었다. 이렇게 인생을 모험하듯 살고 있다. 내 안에는 여전히 자유를 추구하던 허클베리 핀이 함께하고 있으니 나를 허클이라고 불러주면 좋겠다.

내가 좋아하는 음식은 과일이다. 그중에서도 아주 약간 말랑하고 시뻘겋게 익은 천도복숭아를 제일 좋아한다. 이 글을 쓰면서 천도복숭아를 입에 올리니 입안에 침이 고여온다. 그다음으로는 황도, 백도가 내가 좋아하는 과일이다. 나는 나를 이렇게 소개한다.

그러면 사람들은 내 자기소개가 참 인상적이고 신선하다는 반응을 보인다. 또한 선생님에 대해 좀 더 잘 알게 된 듯하다, 친해지고 싶다, 하며 내게 다가온다. 그냥 예전처럼 내 직업은 무엇이고 어디 대학원을 졸업했으며 어떤 자격증이 있는지 현재 소속은 어딘지 주절주절 늘어놓을 때보다 나란 사람이 더 가깝게 느껴진다는 호기심이 인다는 피드백을 해준다.

내가 나를 소개할 때 이렇게 내 내면을 이야기하고 과일은 어떤 걸 좋아하며 어떤 순서로 먹으리란 걸 심리 공부를 하면서 확실하게 알았다고 하면 사람들이 웃을까?

뭐, 웃어도 어쩔 수 없다. 그게 사실이니까.

난 가족이나 가까운 친구들의 욕구는 잘 알았지만 나에 대해선 너무 몰랐고 알고 싶은 마음도 없었다. 아니, 그럴 겨를도 없이 내가 좋아하고 사랑하는 사람들이 나로 인해 웃거나 행복해하면 그게 나의 행복이라 여겼었다. 스스로에 대해선 무지한 채 그저 묵묵히 열심히만 살았다.

이건 단지 나의 자기소개 부분에만 국한된 이야기는 아닌 것 같다. 나는 내 건강에도 별 관심이 없었다. 회사가 복리 차원에서 해주는 건강검진도 겨울이 오면 정기적으로 치르는 통과의례쯤으로 여겼다. 게다가 검진 결과도 늘 비슷했다. 일상이 좀 편안하다 싶으면 괜찮다거나 깔끔하다는 결과를 의사 선생님이 나에게 통보해주었다. 그런데 내가 논문을 쓰거나 일이 많아 스트레스를 받는 일상을 보낼 때면 어김없이 지방간 소견이 나왔다.

그럴 때면 항상 체중이 증가한 내 모습과 어렸을 때 봤던 이티(ET)처럼 복부비만이 된 내 모습이 보였다. 나는 원래 말랐었다. 게다가 몸통에 비하면 팔다리가 가늘었다. 그런데다 점점 더 옆구리 살이 붙어났다. 이걸 러브핸들이라고 하는가 본데 아무튼 핸들이 두터워졌다.

그럴 때면 의사 선생님은 지방간 소견이 나왔으니 과음하지 마시고 운동하셔야 한다고 조언해주었다. 나는 술을 못 마시는데 말이다. 얼굴이 너무 발개져서 알코올 분해 효소가 없어서 그렇다. 이런 내 항변(?)에 의사 선생님 왈, 스트레스로 인해 그럴 수도 있다는 것이었다.

이제야 생각해보지만 그런 현상이 나타났던 건 나의 생활습관 때문이 아니었나 싶다. 아침마다 무슨 의식처럼 마시는 따뜻한 라떼 한 잔과 식사 후 꼭 챙겨 먹는 빵. 이는 내 삶에서 자연스러운 일상이었다.

예전에 긍정심리학회 세미나에서 '닥터 유' 유지태 선생님께서 발표하시며 하셨던 말씀이 떠오른다. 선생님은 우리가 일상에서 되풀이하는 작은 생활습관들이 우리에게 익숙한 생활 질병을 앓게 하는 요소라고 하셨다. 당뇨, 고혈압 등 많은 질병이 생활습관 때문에 일어나는 병이라는 말이다. 술도 안 마시는데 지방간 소견이 나오는 내가 산증인 아니겠는가.

나는 빵순이다. 밥 먹고 나면 후식으로 꼭 빵을 챙겨 먹어야 한다. 게다가 아침에 갓 나온 따끈한 식빵은 그것대로 먹어줘야 한다는 생각이 강한 전형적인 빵순이다. 얼마 전 캐나다와 미국 시애틀에 갔을 때도 카페에 들르거나 공항에 갈 때마다 이 나라 크루아상 맛은 어떤지 보자 스콘은 어떤지 먹어 보자며 일행을 꼬였다. 그렇게 다양한 방법으로 빵을 사 먹었다.

나 같은 사람이 많아서 한국에 큰 공장형 베이커리 카페가 많아졌나 보다. 밥 한 끼 값이 드는 빵을 나는 거의 매일 사 먹는다. 대학이나 기업에 특강하러 가면 담당자가 커피와 함께 샌드위치나 작은 빵류를 준비해 둘 때가 있다. 그럴 때면 나는 속으로 이 사람 참 센스 있게 일 잘하네, 물개박수를 치곤 한다.

이러고 살아왔으니 옆구리 살이 불어나고 체중이 증가하지 않았나 싶다. 그러던 중 한책협에 갔다가 피엠 주스를 알게 되었다. 한 잔 주신 주스를 마셨을 때 목 넘김이 다른 비타민류와 비슷하고 나쁘지 않았다. 색깔도 예뻤고.

나는 내 몸을 잘 돌보거나 하는 스타일이 아니다. 비타민류도 귀찮아서 잘 먹지 않을 정도다. 그런데 이렇게 물에 타서 주스처럼 마시면 된다고 하니 솔직히 솔깃했다. 나는 별 기대도 하지 않은 채 그냥 그날부터 알려준 방법대로 피엠 주스를 마시기 시작했다.

먼저 아침 공복의 영양을 챙겨주는 파워칵테일 한 포와 혈관 건강을 담당하는 액티바이즈 세 스푼을 넣어 칵테일 흔들어 마시듯 마셨다. 그리고 그만큼의 물을 마셔주면 좋다고 해서 그 또한 실천했다.

점심땐 오후 3시 이전까지 에너지 활력 증강을 위해 파워칵테일을 마시라고 했다. 그런데 자꾸 잊어버리게 되어 난 2주 동안 주로 아침저녁에 몸속 찌꺼기와 독소를 배출해주는 리스토레이트 한 포를 물통에 넣고 흔들어 마셨다. 또한 그만큼의 물을 마시고 잤다. 그러니까 나는 기본 복용량만 제대로 지킨 셈이었다.

평소대로라면 나는 딸아이를 학교에 바래다주고 카페에 들러 모닝 루틴을 실행했으리라. 따뜻한 라떼를 시키고 오늘은 어떤 빵을 먹을까, 행복한 고민을 했으리라. 그런데 그날은 이상하게도 내 입맛을 당기는 빵이 없었다. 설마 내가 이런다고? 많이 피곤한가 싶었지만 나는 그럭저럭 눈에 들어오는 빵을 시켰다. 하지만 나는 그 빵마저 다 먹지 못하고 남기는 나를 보게 되었다.

이런 적이 없었던 내겐 좀 신기한 경험이었다. 그다음 날에도 내 구미를 당기는 빵이 없었다. 나는 대신 쿠키를 주문해봤다. 커피와 함께 쿠키를 먹는데 자꾸 배 속이 부글거렸다. 결국 나는 쿠키를 반도 못 먹었다. 맛이 없었던 탓이다. 초콜릿 칩까지 알알이 박혀 있는데도 손이 더는 가지 않았다.

그러다 주말에 진행하는 상담 전문가들 대상 워크숍이 있어서 디지털미디어시티역에 있는 마이카운슬러에 갔다. 내가 거의 매달 진행하는 워크숍이었다. 그때 마이카운슬러 대표님이 나를 보곤 "어머, 캐나다 다녀오셔서 엄청 좋으신가 보다. 활력 있어 보여요. 살도 빼셨어요?" 하는 것이었다. 저번엔 우리 직원이 "선생님, 너무 피곤하고 힘드신 것 같아요"라고 말했었는데 생기 있어 보인다니. 뭐 좋은 거 드시냐고 물어보기까지 하다니. 자신은 요즘 힘들어서인지 몸 이곳저곳이 아프다고 하면서.

나는 지쳐 보이는 대표님에게 내가 마시고 있는 주스와 그 반응에 대해 말하곤 한번 시도해보시라고 권했다. 캐나다에 다녀와서가 아니라 이 주스를 마시고 나서 이렇게 쌩쌩하다고 말이다. 카페에 가면 이젠 빵류를 시키지 않는다고 덧붙이면서. 그것도 속에서 안 당겨 그렇게 되었다고 하면서.

워크숍 때 먹으라고 진열해둔 과자류, 파이류도 이제 나는 그냥 소 닭 보듯 한다. 나 같은 빵순이 마니아들에게 이 주스를 권하고 싶은 이유다. 일단 밀가루 음식이 예전처럼 막 당기지 않는다는 장점이 있다. 또한 먹더라도 한두 입 먹으면 더 먹고 싶지가 않기 때문이다.

탈모 걱정 딸 위해 주문한 주스가
나의 피부 탄력을 높이다

나는 혼자 카페에서 책을 읽거나 노트북에 순간순간의 느낌이나 생각을 적는 걸 좋아한다. 이런 습관은 중학교 소녀 시절부터 시작되었다. 그땐 꿈이 현모양처가 되는 거였고 나는 그 바람을 수첩에 깨알같이 적었었다. 지금 생각하면 웃음이 절로 나지만 그땐 나름 진지했다. 또한 선생님들이 수업 시간에 들려주시는 삶의 경험이나 지혜의 말들을 내 삶에 적용해볼 요량으로 메모하곤 했었다.

당시 나의 롤모델은 늘 챙모자를 쓰고 파리지앵처럼 출근하시던 영어 선생님이었다. 뭔가 파격적이면서도 우아하고 자신감 있는 선생님의 모습이 나를 들뜨게 했다. 마치 연예인을 보는 듯했기 때문이다. 당시 우리 학교 선생님들은 멋을 잘 내지 않는 편이었다. 그러니 영어 선생님의 그런 모습은 군계일학 격으로 도드라져 보였다.

나도 나중에 어른이 되면 저렇게 멋지고 우아하게 차려입고 다니라 다짐했을 만큼.

오늘도 카페에서 일하다가 잠시 나의 버킷리스트 파일을 열었다. 나는 이 파일을 틈나는 대로 열어보고 업데이트도 수시로 하는 편이다. 2022년에 작성한 41개의 버킷리스트 중 다음 항목들을 좀 이야기 해보려 한다.

3. 나는 언제든지 원할 때 원하는 장소에 갈 수 있는 시간 부자다.
4. 나는 일본(2023년), 유럽(2024년), 캐나다(2023년 4월 완료), 미국(2025년/ 시애틀 2023년 4월 완료)을 여행했다.
5. 나는 부모님, 가족과 함께 크루즈 여행을 했다.

2023년 5월 16일 이 글을 쓰고 있는 나는 3개의 버킷리스트 중 벌써 2개를 이루었다. 버킷리스트는 현재형이나 이미 이룬 것처럼 써야 효과가 더 있다고 해서 저렇게 적었던 듯하다.

5번의 크루즈 여행을 하리란 버킷리스트는 지금은 폴란드에 계실 L 팀장님의 여행 이야기를 듣곤 나도 해보고 싶어서 적어 놓은 것이다. 사실 언제 적었는지도 까먹었을 정도로 그냥 떠오르는 대로 적은 거였다. 그러다 '위닝북스'의 권동희 대표님이 라이브로 진행하는 〈인생라떼〉라는 유튜브 채널에서 크루즈 여행 이야기를 듣게 되었다. 여기엔 먼저 다녀온 분들의 댓글, 앞으로 가실 분들의 댓글이 달려 있었다. 그걸 보는 순간 내 가슴이 뛰기 시작했다. '어머나, 이렇게 또 크루즈 여행의 기회를 잡게 되는 거 아니야' 싶어서 바로 신청했다. 나는 다음 해의 지중해 크루즈 여행을 앞두고 있다.

그 라이브에선 내가 생각도 못 한 생활상의 여러 효율적인 꿀팁을 풀어놓았다. 세차 저렴하게 하는 방법이라든지 아이들의 잠깐씩 놀이에 도움을 주는 어플 소개라든지 또 어떤 헤어드라이어가 가격 대비 효율성이 좋은지 등등. 나처럼 일하다 쉬는 날이면 산을 오르거나 책이나 파는 사람들에겐 정말 유용한 꿀팁들이었다.

그렇게 재미나게 시청하다 피엠 주스를 마시면서 본 효과에 대한 말들도 듣게 되었다. 많은 이야기 중 탈모에 효과가 좋다는 말이 내 귀에 딱 꽂혔다.

그도 그럴 것이 고등학교에 올라가면서 부쩍 거울 앞에 오래 앉아 있는 딸아이의 여러 불만 중 하나가 자신이 엄마를 닮아서 정수리의 머리카락이 듬성듬성하다는 것이었다. 친구들과 소풍 가서 찍은 사진을 들이밀며 자신만 그 부분의 머리숱이 적다고 툴툴거리곤 했다. 엄마가 책임지라고 하면서. 나는 하나도 모르겠는데 말이다.

한두 번도 아니고 자꾸 그런 이야기를 하니 나는 딸아이에게 그럼 방학 때 탈모 치료해주는 곳에 가보자고 했다. 안 그럼 내가 매일 딸아이의 잔소리를 듣게 생겼으니까. 끔찍한 일 아닌가. 내심 유전자 때문이 아니더라도 애가 저렇게 신경 쓰고 속상해하니 좀 도와줘야겠다는 안타까움도 있었다.

그 라이브 방송을 보다가 나는 한 번도 달아 본 적 없는 댓글을 달려고 회원 가입까지 하기에 이르렀다. 나는 그 라이브 방송에 어디서 어떻게 피엠 주스를 구매하는지 묻는 댓글을 달았다. 탈모를 걱정하는 딸아이에게 먹이고 싶다면서.

　다행히 대표님은 내 댓글을 읽어주셨고 안내 연락을 받은 나는 바로 피엠 주스를 구매했다. 먼저 사람마다 차이가 있지만 몸이 좋아지는 반응이 나타날 수 있다는 설명을 들었다. 딸에게 먹이기 전에 몸이 좋아지는 반응의 정도가 어떤지 사람의 힘이 가해진 제품이 아니라지만 부작용은 없는지 엄마인 내가 점검해야겠다고 생각했다. 나는 먼저 피엠 주스를 먹어 봤다.

　여러 반응이 있었지만 복용한 지 일주일이 지나자 피엠 주스를 먹는 게 편해졌다. 가짜 공복감도 없어져서 군것질을 안 하게 되었다. 함께 있는 사람들이 권해서 비스킷 2개를 먹었는데 더는 먹고 싶지가 않았다. 뭔가 좀 배 속이 차 있는 것 같고 불편하지 않은 든든함이 느껴졌다. 아침에 거울을 봐도 얼굴이 푸석하기는커녕 윤기가 흐르는 듯해 셀카를 찍어 두기도 했었다.

　나는 딸아이에게 아침저녁으로 피엠 주스를 챙겨 먹였다. 처음엔 맛이 좀 자기 스타일이 아니라고 타박하더니 금세 적응하는 모습을 보였다. 공복에 주스를 마시고 간 첫 주에는 불편한 반응도 있었다고 한다. 나는 엄마도 그랬다, 몸이 적응되니 괜찮더라, 그만큼 빨리 몸에 반응이 오니 탈모 방지 효과도 빠르게 볼 수 있을 거라고 말해주었다.

　또한 한책협에서 일하고 있는 한 직원 사진도 보여주었다. 내가 딸아이 탈모 이야기를 하니 주이슬 작가님이 보여주신 사진이었다. 함께 일하는 남자 직원분이 피엠 주스를 마시기 전과 후에 찍은 머리카락 사진이었는데 차이가 많이 나 보였다.

그래서인지 딸은 별 투정 부리지 않고 피엠 주스를 열심히, 꾸준히 마시고 있다. 나도 딸아이를 챙겨주면서 같이 열심히 마시고 있다. 그 덕분인가 요즘 외출하면 그동안 나를 봐왔던 사람들이 무슨 일 있었냐고 피부에 윤기가 나고 탄력이 있어 보인다고 말해준다. 얼굴에 뭔 시술을 한 게 아니냐고 물어보면서 말이다. 그러면 나는 손사래를 치면서 나를 잘 아는 분들이 웬 그런 말들을 하느냐며 웃음으로 답한다. 피엠 주스를 마시고 있다는 사실을 실토하면서 말이다.

나는 그동안 좀처럼 사람들에게 뭘 먹어 보라든지 뭐가 좋다든지 권하는 스타일이 아니었다. 그래서 그런지 사람들은 그 주스가 그렇게 좋으냐고 되물어 온다.

나도 이런 제품을 소개하고 있는 나 자신이 놀랍다. 가족이 아무리 비타민류를 먹으라고 권해도 나는 대답만 하고는 별 반응을 보이지 않던 사람이다. 그동안 먹어 봤는데도 스스로 체감하는 변화나 효과가 크지 않아서 그랬던 것 같다.

내 일은 사람들의 깊은 인생 이야기, 특히 감정을 다루는 일인지라 정신적, 신체적 에너지 소모가 많다. 몇 회 정도 상담을 깊게 하고 나면 기운이 쪽 빠지는 느낌이 들 때도 있다. 워낙 집중해서 들어야 하는 데다 조사 하나라도 잘 골라 말해야 해서 민감해질 때가 많다.

그런데 이 피엠 주스를 마시면서 체력이 좋아지고 피부 탄력이 커진 느낌을 덤으로 얻고 있다. 앞으로 이 주스를 많은 사람이 애용하리라 생각한다. 왜냐하면 백세시대에 이렇게 효과를 즉시 체감할 수 있는 주스를 마다할 사람이 있을까 싶기 때문이다.

소보성

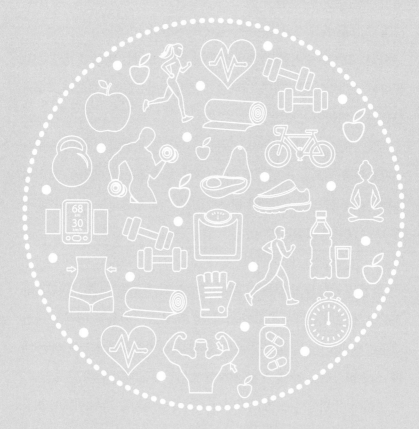

건강
리셋

약을 먹어도 해결되지 않던 소화장애가 개선되다

나는 외고를 졸업했다. 외고에서는 주변 친구 모두가 열공 하는 분위기였다. 그런 분위기 속에서 좋은 성적을 받기 위해 모두 열심히 노력했다. 매일 아침 8시까지 교실에 들어와 밤 10시까지 학교에서 공부하는 생활이 반복되었다. 밤 10시에 학교 기숙사에 들어가서도 1~2시간 더 공부하고 잠들곤 했다.

주변에 열심히 공부하는 친구들이 많다 보니 내겐 공부해야겠다는 동기부여가 저절로 되었다. 1학년 때 기숙사 룸메이트 중 전교 1등을 하는 친구가 있었다. 이 친구는 시험 기간이 되면 4시간만 자면서 시험을 준비하곤 했다. 혹여 수업 시간에 졸리면 샤프심으로 허벅지를 찔러가며 잠을 깨우기도 했단다. 이런 이야기들을 듣다 보니 열심히 공부를 안 하려야 안 할 수 없었다.

고3 때 더 많은 공부 시간을 확보하기 위해 나는 새벽 6시까지 학교에 간 적이 종종 있었다. 아무도 반에 없으리라 생각하면서. 하지만 5명이 넘는 친구들이 이미 자리에 앉아 있었다. 전혀 예상치 못한 광경에 나는 친구들과 인사하며 멋쩍은 웃음만 지었던 기억이 있다.

다들 공부 욕심이 있다 보니 친구들은 성적에 예민해지기도 했다. 모의고사 성적이 나올 때면 한 등급, 한 등수 차이에 울고불고했다. 벌써 대학에 떨어진 것처럼 난리도 아니었다. 각지의 중학교에서 공부 좀 한다는 애들과 영어권에서 살다 온 애들 사이에서 내 성적은 겨우 중위권 밑을 웃도는 수준이었다.

생각이 많은 편인 나는 고등학교 내내 성적으로 인해 마음이 불안했다. 그러다 보니 자연스레 신경성 위장염이 생기기 시작했다. 처음에는 음식을 먹고 자도 아무런 탈이 안 났다. 하지만 어느 순간부터 음식을 먹고 자려 하면 속이 더부룩했다. 그러면 잠도 잘 오지 않았다. 남들과 같이 먹는데도 어느 순간부터 소화가 잘 안 되기 시작했다.

학교 수업 시간에 선생님께선 공부와 운동을 병행하라고 우리에게 조언해주시곤 했다. 그래서 나는 하루에 최소 30분은 산책하는 데 할애했다. 그러고 나면 확실히 기분전환이 되었다. 걷다 보면 소화가 되는 느낌도 들었다. 그러나 성적으로 인해 예민해지거나 머리가 복잡한 날은 아무리 걸어도 속이 편치 않았다.

나는 점차 소화제에 의존하는 날이 많아지게 되었다. 소화제를 먹지 않으면 잠이 안 오는 지경까지 갔다. 부모님은 이런 증상을 겪고 있는 내가 안쓰러우셨나 보았다. 신문의 산삼 광고를 보시곤 내게 산삼을 사 먹이시기까지 하셨다. 실제의 산삼 맛은 인삼과 비슷한 것 같기도 했다. 이파리까지 먹어야 좋다고 해서 같이 섭취했는데 너무 썼다. 부모님께서 사주신 산삼까지 먹긴 했지만 뭔가 특별한 느낌이 오진 않았다. 오히려 그날 밤, 속이 안 좋은 느낌에 소화제를 찾아 먹곤 어이없어했던 기억이 있다.

군대를 전역하고 약대 편입시험(PEET)을 준비할 때였다. 어떤 시험이든 종합반 학원에는 유사한 커리큘럼이 존재한다. 기본 & 심화 이론 과정을 시작으로 문제 풀이 과정과 파이널 과정으로 이어지는 커리큘럼이 일반적이다. 특정 시험을 준비해보지 않았더라도 수능을 준비하면서 이 커리큘럼을 누구나 한 번쯤 경험했으리라 본다. 약대 편입학원에서도 이와 유사한 커리큘럼을 제공하며 시험에 대비하게 했다.

각각의 커리큘럼을 거치면서 나는 다양한 감정을 경험했다. 기본 & 심화 이론 과정 때는 공부에 재미를 느꼈다. 이후 문제 풀이 과정에선 단원별 기출문제부터 여러 가지 응용문제들을 풀기 시작한다. 이때부터 나는 슬슬 긴장했었던 것 같다. 문제 풀이 과정에서 본격적으로 실력이 드러난다고 생각했기 때문이다. 보통 이 과정에서 멘털 관리를 잘하면 파이널 과정까지 큰 슬럼프를 겪지 않고 수험생활을 이어갈 수 있다. 반면 선생님들은 이때 멘털이 무너지면 슬럼프가 찾아올 가능성이 크다고 이야기하곤 했다.

처음 피트 시험을 준비할 때도 그랬고 두 번째 피트 시험을 준비할 때도 나는 문제 풀이 과정을 지나면서 슬럼프를 겪었다. 성적이 잘 안 나오는 덴 여러 이유가 있었으리라. 마음을 추스르고 원인을 찾아 해결해야 했는데 나는 그러지 못했다. 좋지 않게 나온 성적을 두고 스스로를 자책할 뿐이었다. '약대에 붙기 힘들까?' 하는 생각만이 계속 머릿속을 맴돌았다.

또다시 생각이 많아지기 시작했다. 소화가 안 되는 건 덤이었다. 너무 성적에 신경 쓴 탓이었을까? 나는 위장약 없이는 편히 잠들지 못했다. 매일 영양제 먹듯이 위장약을 먹어 버릇했다. '이러다 내 위가 고장 나는 건 아닐까?' 하는 걱정마저 들 정도로.

너무 소화가 안 되어 한번은 위내시경 검사를 받으러 병원에 가보기도 했다. 내 위가 어떤 상태인지 너무 궁금해서 일반 내시경으로 검사를 진행했다. 카메라에 찍힌 내 위장을 직접 보고 싶어서였다. 위내시경이 식도를 지나고 위를 지나는 순간 의사 선생님이 말씀하셨다.

"아이고, 신경을 많이 쓰셨구나. 조그마한 용종 말고는 별다른 문제가 없어 보여요."

검사 결과 내 위엔 조그마한 용종이 있었을 뿐이다. 치명적인 문제는 없었다는 뜻이다. 의사 선생님은 편하게 마음먹는 게 소화불량의 가장 좋은 해결 방법이라고 했다. 하지만 매일매일 위장약을 먹고 잔 탓에 내 소화기관의 기능은 많이 저하된 상태였다.

그러다 보니 매끼 먹을 때마다 신경을 쓸 수밖에 없었다. 기름지거나 매운 음식을 먹은 날에는 속이 한층 더부룩하고 소화가 잘 안 되었다. 찬 음식을 먹거나 아이스 아메리카노와 같은 찬 음료를 먹은 날에는 십이지장쯤에서 음식이 내려가지 않는 느낌을 받았다. 음식이 맛있어서 조금이라도 과식하면 어김없이 체하곤 했다. 단 한 숟갈 차이로 말이다.

결국 나는 음식을 적게 먹는 방법을 택했다. 밥 먹을 때 남들보다 두 숟갈 정도 적게 먹고 최대한 자극적인 음식은 피했다. 그러나 적게 먹다 보니 당연히 살이 빠졌고 체력도 떨어졌다. 점차 밥맛도 잃어갔다. 이렇듯 나는 늘 소화불량으로 고생했었다.

회사에 다니면서도 나는 때때로 소화가 잘 안 되는 상황을 겪곤 했다. 과하게 술을 먹은 회식 날이나 직장 상사한테 수차례 깨지고 생각이 많아지는 날이면 어김없이 그랬다. 이젠 소화제 그만 먹어야지 하다가도 자기 전이면 자연스레 소화제에 손이 가곤 했다.

그러던 중 독일 피엠 주스라는 건강기능식품을 알게 되었다. 주변에서 이 주스를 마신 후 활력이 돌고 머리카락이 나기 시작했으며 커피를 끊었다는 등 다양한 이야기가 들려왔다. 나는 그저 이 주스를 마시면 몸이 좋아지나 보다 생각했을 뿐이다. 그래서 별 기대 없이 피엠 주스를 마시기 시작했다.

아침에 회사에 도착하면 파워칵테일 한 포와 혈관 담당 액티바이즈 세 스푼을 넣은 주스 한 잔을 마시며 하루를 시작했다. 점심엔 에너지 활력 증강을 위해 액티바이즈 세 스푼을 넣어 만든 주스 한 잔을 마셨다. 자기 전엔 리스토레이트 한 포를 넣은 주스를 마시며 하루를 마무리했다. 이렇게 꾸준히 피엠 주스를 마시자 예상치 못한 결과가 나타나기 시작했다.

소화불량에 시달렸던 내가 피엠 주스를 먹고 한 달 정도 지났을 때 어떤 음식을 먹어도 속이 편하다는 느낌을 받게 된 것이다. 또한 식탐이 줄어들었다. 밥을 먹어도 적절히 조절되는 입맛으로 세팅된 기분이랄까. 따로 간식을 챙겨 먹고 싶다는 생각도 들지 않았다.

나는 마른 체형이다. 그런데 이 주스를 마시면서 내가 다이어트 되는 게 아닌가 하는 생각이 들었다. 그렇다면 체중이 좀 나가는 사람들은 과연 어떤 기분이 들까? 당연히 다이어트가 된다는 생각이 들 것이다.

적당한 양의 밥을 먹다 보니 금세 배고픔을 느끼긴 했다. 그러나 배고프다는 생각보다는 오히려 속을 편안히 유지할 수 있다는 생각에 기분은 더 좋았다.

건강을 위해 우리가 꼭 신경 써줘야 하는 장기가 소화기관이다. 암환자들이 항암치료를 받으며 고생하다가 죽는 이유 중 하나가 밥을 잘 못 먹어서라고 한다. 음식을 먹어도 소화를 못 시키다 보니 몸에 필요한 영양소를 채워 넣지 못하는 것이다. 그만큼 우리에게 소화기관은 중요하다.

아무리 좋은 음식이라도 과하게 먹으면 체내에 다 흡수되지 못한다. 맛있다는 이유로 과하게 먹으면 소화기관에서 사용해야 할 에너지가 많아질 뿐이다. 나처럼 소화 기능이 약한 사람들은 남들의 소화기관이 두 번 움직일 때 한 번만 움직인다. 그 때문에 같은 양을 먹어도 더 피로를 느낀다. 나처럼 이런 분들이 있다면 피엠 주스를 마셔보라. 이제는 소화기관까지 개선되어 산뜻한 기분을 느끼게 될 것이다.

사실 현대인들은 대부분 소화불량을 겪고 있다. 어쩌다 소화가 안 된다고 착각하고 있을 뿐이다. 옛날에는 슬로푸드가 많았다. 직접 밭에서 재배하고 수확해서 먹는 음식물이 많았다는 뜻이다. 하지만 요즘은 패스트푸드가 판치는 세상이다. 그뿐만 아니라 수많은 독소를 품은 음식물들이 심심치 않게 보인다. 이런 음식물들을 섭취하다 보니 소화가 잘 안 되는 게 현대인들의 숙명이 되고 있다. 그 때문에 예전보다 젊은 나이인데도 성인병을 앓게 되는 게 아닌가 싶다.

건강하게 행복한 삶을 살려면 스스로 건강을 챙겨야 한다. 본인이 가장 젊다고 생각할 때부터 말이다. 아프고 난 다음 건강을 챙기려 하면 늦는다. 이미 망가진 상태에서는 몸의 회복이 더디기 때문이다.

그러니 이왕이면 아프기 전에 미리미리 건강을 챙겨야 하지 않겠는가. 그래야 하고 싶은 일도 할 수 있지 않겠는가. 나는 당신이 건강하고 행복한 삶을 살기를 원한다. 지금부터 피엠 주스 한 잔으로 그런 삶을 누려보길 바란다.

'이것'을 바꾸었더니
만성피로가 사라졌어요

직장인의 평균 기상 시간은 6시 36분이라고 한다. 개인마다 차이가 있겠지만 보통 6시에서 7시 사이에 일어난다고 보면 된다. 그러곤 바로 욕실로 가서 세수하고 머리를 감는 것으로 아침을 연다. 이렇게 재빠르게 씻고 머리를 말리고 옷을 입고 가방을 메고 나면 집을 나설 시간이 된다. 문밖으로 나서며 자신의 출근길 대중교통 시간을 점검하는 건 필수적인 행위가 되어버렸다.

직장인들은 보통 지하철이나 버스를 타고 평균 44분 정도 걸려 직장에 도달한다고 한다. 출근길 교통편은 이른바 지옥철에 떡시루 같은 만원 버스다. 모두가 출근길인지라 시간이든 공간이든 한산하기를 기대하는 건 어불성설이다.

험난한 출근길을 거쳐 직장에 도착하면 이미 기운은 다 빠져 있는 상태다. 이게 직장인들이 보통 커피를 마시며 아침 업무를 시작하는 한 이유가 아닐까. 피곤함을 덜어내려고 말이다. 몸이 너무 피곤하면 커피 한 잔만으로 가라앉히기 어렵다. 한 잔 이상의 커피를 마셔야 오전 시간을 버텨낼 수 있다. 심하면 몇 잔 더 마시고 업무를 보게 된다.

시간은 흘러 흘러 어느덧 점심시간에 이른다. 한 시간 동안 잠깐 휴식을 취하는 것으로 직장인들은 아쉬움을 달래곤 한다. 쏜살같이 지나가 버리는 점심시간을 흘려버린 듯한 아쉬움 말이다. 이후 다시 업무가 폭풍처럼 쏟아져 들어오고 정신을 차려 보면 어느덧 늦은 오후 시간에 접어든다.

어느덧 6시가 다가오는 것이다. 퇴근할 때가 된 것이다. 이때 퇴근 시간을 정확히 지켜 퇴근하는 건 모든 직장인의 소망이리라. 대신 야근 근무라도 떨어지면 피로는 주체할 수 없게 쌓이게 마련이다.

우리나라 직장인의 하루 평균 근무시간은 11시간이라고 한다. 직장인들은 이렇게 오랜 시간 업무에 시달리다 또다시 아침 일찍 출근하는 생활을 반복한다. 그러니 매번 고단한 하루가 반복된다고 생각할 수밖에 없다. 직장인의 2명 중 1명은 7시 이후 퇴근하며 그중 30%는 9시 넘어 퇴근한다고도 한다. 이 얼마나 피곤한 일상인가?

나의 일상도 일반 직장인들과 크게 다르지 않다. 아침 6시 20분에 기상해 재빠르게 씻고 7시 17분에 집을 나와 지하철역으로 향한다. 만약 이 시간에서 조금이라도 늦으면 매번 같은 시간에 타던 지하철을 놓치게 된다. 운 좋게 8시까지 회사에 출근하면 가장 먼저 탕비실로 향한다. 커피머신에서 커피를 내려받은 후에야 일과를 시작한다. '커피를 안 마시면 이날 오전은 조금 힘들 거야'라고 생각하며 나는 하루에 한 잔 이상 커피를 마시곤 했다. 혹여 전날 술을 마셨거나 늦잠을 잤다면 커피 2잔은 더 마셔야 오전을 활기차게 보낼 수 있었다.

나는 전산팀에서 근무하고 있다. 전산팀은 업무지원 부서다. 타 부서가 원활하게 프로그램을 쓸 수 있도록 지원하는 부서라고 보면 된다. 따라서 현업 담당 팀이 움직이는 시간에 발맞춰 업무를 지원해줘야 한다. 공장이 8시부터 돌아간다면 전산팀 또한 8시에 맞춰 업무를 시작해야 한다. 근로계약서에는 근무 시작 시간이 8시 30분이라 적혀 있지만 말이다.

전산팀은 타 부서와는 조금 다른 업무 스타일을 보인다. 새로운 시스템을 반영하거나 시스템 점검이 있을 때는 사용자들이 프로그램을 쓰지 않는 시간을 이용해 작업해야 한다. 현업부서에서 시스템을 사용하는 데 문제가 없어야 하기 때문이다. 그래서 보통 점심시간, 퇴근 이후, 주말을 이용해 작업하곤 한다.

전산팀은 타 부서로부터 온갖 문의를 받기도 한다. 큼직한 시스템이 문제가 되어도 문의를 받지만 인터넷 창이 안 열리거나 PC가 부팅이 제대로 안 되어도 문의를 받는다. 그래서 늘 정신없이 하루를 보내곤 한다.

회사생활을 하다 보니 체력 유지나 피로 회복을 위한 노력이 필요하다고 느끼게 되었다. 그래서 나는 점심시간과 주말을 이용해 틈틈이 운동하곤 했다. 홍대 뒤에는 와우산이라는 조그마한 산이 있다. 매일 점심을 먹고 나면 나는 혼자 와우산에 오르곤 했다. 크지 않은 산이다 보니 산 아래에서 산 중턱의 공원까지 10분이면 도착한다. 나는 이 공원을 매번 여러 바퀴 돌곤 했다.

집 근처에는 회사 연구센터가 있다. 그리고 여기에는 본사 직원들도 이용할 수 있는 헬스장이 있다. 나는 주말이면 이곳에서 종종 여러 기구를 사용해 운동하곤 했었다. 근사하게 만들어 놓은 이 헬스장을 사용하는 직원은 적었지만 좋은 헬스 기구들이 많이 갖춰져 있는 헬스장이다. 일반 헬스장을 이용하려면 기다리는 시간이 필요했다. 하지만 회사 헬스장은 이용하는 사람이 적은 만큼 기다림 없이 빠르게 운동할 수 있었다.

피로 회복을 위해 나는 영양제도 매일 챙겨 먹었다. 아침에 일어나자마자 집을 나오기 전까지 항상 종합비타민과 간장약을 챙겨 먹곤 했다. 그건 내 아침 일과였다. 제약회사에 다니다 보니 종합비타민 같은 영양제를 사은품으로 받을 때가 있었다. 아침 시간에 그때 받은 영양제를 먹기도 하고 근처 약국에서 따로 사 먹기도 했다. 때에 따라서는 한약을 지어 먹거나 홍삼을 먹으며 몸보신을 하기도 했다.

그럼에도 불구하고 피곤함은 가시지 않았다. 아침이면 여전히 몸이 천근만근 무겁게 느껴졌다. 커피를 마셔도 피로는 쉽게 풀리지 않았다. 매일매일 반복되는 일상 속에 체력이 점점 고갈되어 가는 것 같은 기분을 느꼈다.

그러다 독일 피엠 주스라는 건강기능식품을 알게 되었다. 처음에는 이 주스를 일반적인 비타민 주스라고만 생각했었다. 그래서 사실 이 주스에 대해 큰 기대를 걸지 않았었다. 단지 구매했으니 알려준 방법대로 하루 세 번씩 꾸준히 마실 뿐이었다.

아침에 회사에 도착하면 우선 아침밥을 먹고 파워칵테일 한 포와 액티바이즈 세 스푼을 넣은 주스 한 잔을 마셨다. 점심엔 에너지 활력 증강을 위해 액티바이즈 세 스푼으로 만든 주스 한 잔을 마셨다. 자기 전엔 리스토레이트를 한 포 넣은 주스를 마시곤 하루를 마무리했다. 그러면서 다양한 몸의 변화를 체험하게 되었다.

먼저 매일 커피 없이는 못 살던 내가 커피를 끊게 되었다. 커피만 끊게 된 게 아니다. 식탐 또한 줄어들었다. 보통 식후에 군것질을 빼놓지 않았는데 이젠 그러고 싶은 생각이 들지 않는다. 그러자 몸이 가벼워졌을뿐더러 활력마저 생겨났다. 넘치는 활력은 나에게 긍정적인 생각을 자주 하도록 해주고 내 주변에 좋은 영향을 주는 등 많은 변화를 가져다주었다.

또 하나 아침에 일어날 때 몸이 무겁게 느껴지지 않았다. 이젠 어떤 일을 하더라도 체력이 뒷받침되리라는 자신감마저 생겨나기 시작했다. 그뿐만 아니라 아침마다 머리를 감을 때면 한 뭉치씩 빠지던 머리카락이 덜 빠지기 시작했다. 매일 머리를 감으면서 머리숱이 풍성해지는 걸 수시로 체감할 수 있었다.

함께 피엠 주스를 마시는 분들과 이야기해보니 나만 이런 현상을 겪는 게 아니었다. 피엠 주스를 꾸준히 먹지 않았다면 알아차리기 힘든 일들이었으리라.

아침에 먹는 파워칵테일은 물 입자보다 작은 나노입자로 되어 있다. 그 때문에 물이 흡수될 수 있는 우리 몸 모든 부분에 필요한 영양소를 전달할 수 있다고 한다. 다시 말해 흡수율이 매우 높은 것이다. 저녁에 먹는 리스토레이트는 주원료가 레몬이다. 디톡스 효과가 큰 레몬은 체내의 독소를 빼내 우리 몸을 정화해주는 작용을 한다.

아침에 건강에 필요한 영양소를 골고루 섭취하고 혈관 건강을 유지하면서 독소를 빼내는 작업을 반복하면 어떤 질병도 막을 수 있으리라 본다. 그러니 이런 주스의 존재를 알았다는 게 얼마나 감격스러운 일인가?

건강은 젊었을 때부터 적극적으로 챙겨야 한다. 젊다고 무리하게 몸을 쓰거나 '아직은 괜찮겠지'라는 안일한 생각은 내 몸에 큰 병을 가져올 수 있다. 몸에 큰 문제가 생겼을 때부터 건강을 챙기려 한다면 그땐 늦는다. 건강해야 뭐든 할 수 있지 않겠는가.

20대에서 30대로 넘어갈 때와 30대에서 30대 중반으로 가는 과정에서 나는 점차 체력이 떨어지는 것을 경험했다. 이대로 가면 언젠간 체력이 완전히 고갈될 거란 생각마저 들었다. 그러던 차에 알게 된 이피엠 주스가 내 젊음을 되찾아주었다.

이렇게 피엠 주스를 찾아 마시다 보니 건강에 관한 한 크게 걱정되는 부분이 없어졌다. 지금까지 많은 영양제를 먹기도 하고 운동도 했지만 피엠 주스를 마신 후 내 몸 상태가 가장 좋아졌다고 확신할 수 있다. 이제 당신도 피엠 주스로 젊음을 되찾아보면 어떨까?

건강 리셋

제1판 1쇄 2023년 9월 12일
제1판 2쇄 2023년 9월 19일

지은이   주이슬 외
기 획   김태광(김도사)
펴낸이   한성주
펴낸곳   ㈜두드림미디어
책임편집   이향선
디자인   얼앤똘비악(earl_tolbiac@naver.com)

㈜두드림미디어
등록   2015년 3월 25일(제2022-000009호)
주소   서울시 강서구 공항대로 219, 620호, 621호
전화   02)333-3577
팩스   02)6455-3477
이메일   dodreamedia@naver.com(원고 투고 및 출판 관련 문의)
카페   https://cafe.naver.com/dodreamedia

ISBN   979-11-93210-15-4 (03510)